上海中医药大学"歧黄中国"课程思政创新成果
上海中医药大学党的建设研究中心项目"新时代背景下中医院校公共卫生专业思想政治教育高质量发展研究"(DJYJ202215)
上海中医药大学思想政治工作研究会研究项目"健康中国战略背景下卫生管理专业思想政治教育研究"（2021SZ012）
上海中医药大学新时代基层党组织"攀登"计划项目"学校党委系统双带头人党支部书记工作室"

Development and Practice of Community Health Services under the Background of the Healthy China Strategy

健康中国战略背景下
社区卫生发展与实践

张安 著

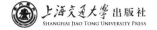

上海交通大学出版社
SHANGHAI JIAO TONG UNIVERSITY PRESS

内容提要

本书回顾了我国社区卫生服务发展历程,总结了现状与特点,展望了未来发展方向。在健康中国战略背景下,本书从需求和供给视角对社区卫生服务功能转化进行了深入探讨,运用系统理论分析阐述了社区卫生服务在卫生系统中的作用,从协同理论视角探讨了社区疫病中西医协同防控的模式与路径。全书共分为11章,重点分析了社区医养结合、家庭医生制、社区慢性病健康管理、社区健康传播、社区中医药服务、社区疫病中西医协同防控等与百姓健康密切相关的社会热点问题,每章后面附有案例,便于读者对文章中的理论进一步理解和吸收。本书对社区卫生服务能力提升,保障居民的身体健康,促进健康中国战略的实施具有一定意义。

本书适合医学大专院校的师生、社区卫生研究学者、卫生行政人员、基层医疗卫生人员等。

图书在版编目(CIP)数据

健康中国战略背景下社区卫生发展与实践/张安著
. — 上海:上海交通大学出版社,2024.5
ISBN 978-7-313-29603-0

Ⅰ.①健… Ⅱ.①张… Ⅲ.①社区服务-卫生服务-研究-中国 Ⅳ.①R197.1

中国国家版本馆 CIP 数据核字(2023)第 196257 号

健康中国战略背景下社区卫生发展与实践
JIANKANG ZHONGGUO ZHANLÜE BEIJING XIA SHEQU WEISHENG FAZHAN YU SHIJIAN

著　　者:张　安
出版发行:上海交通大学出版社　　　　　　地　　址:上海市番禺路 951 号
邮政编码:200030　　　　　　　　　　　　电　　话:021-64071208
印　　制:上海万卷印刷股份有限公司　　　经　　销:全国新华书店
开　　本:710mm×1000mm　1/16　　　　　印　　张:15.25
字　　数:262 千字
版　　次:2024 年 5 月第 1 版　　　　　　印　　次:2024 年 5 月第 1 次印刷
书　　号:ISBN 978-7-313-29603-0
定　　价:68.00 元

前　　言

党的十九大报告提出,社会主要矛盾已转化为"人民日益增长的美好生活需要和不平衡不充分的发展之间的矛盾"。随着人民群众对健康重视程度的不断提高,基层卫生服务供给不足的问题越来越突出。我国基层医疗卫生机构为群众提供了基本的医疗保障,其服务能力决定了我国医疗卫生服务水平的起点,决定了人民群众享有的基本权益,关系到能否不断增强人民群众的获得感。

2019 年,《国务院关于实施健康中国行动的意见》颁布,明确了"健康中国"战略行动的推进以基层为重点,并对基层医疗卫生的工作重点做出明确指示与要求。2016 年,国务院发布的《"健康中国 2030"规划纲要》多次强调"预防是最有效的健康策略",要求医疗卫生资源下沉基层,让基层医疗卫生服务机构承担起健康干预、慢性病预防控制等责任,最大程度上将预防关口向前移。

本书以我国大力推动"健康中国"战略为背景,系统阐述了我国社区卫生服务的发展历程,总结了国内外社区卫生服务发展模式,详细介绍了新医改以来我国各地社区卫生服务的特点,如"家庭医生 1＋1＋1 服务模式"等,探讨了社区卫生服务功能的发展,如社区医养结合服务、健康管理、健康传播等服务功能以及社区在分级诊疗和区域性医疗卫生联合体中的作用等。

随着健康中国战略的持续深入推进,"治已病"向"治未病"的观念转变越来越深入人心,受到广泛的认同,这一转变不仅仅是认识上的飞跃,同时也代表着疾病预防的重要性得到深刻肯定,顺应了现代健康观念的发展趋势,本质上是在强调疾病预防、养生保健的重要性。基于上述思想,本书还探讨了中医药在社区卫生服务中的重要性以及社区中西医协同防控疫病的模式。

　　本书共分为 11 章,从整个卫生系统角度审视了社区卫生服务作用和地位,全书紧扣社会时代的需求,分析了不同时期社区卫生服务功能的转变与发展,介绍了不同时期对社区卫生服务发展起到关键作用的政策文件,总结了我国各地具有代表性的社区卫生发展新成果。本书将社区医疗卫生服务置于"健康中国"战略行动的全局进行研究分析,并且与居民的现实需求相结合,具有较强的现实性和实践价值。这对于推动"健康中国"战略行动的进一步落地和促进社区医疗卫生服务的发展具有重要意义。

目　录

第一章

社区卫生服务概述

第一节　社区卫生服务的概念与特点

一、社区卫生服务的概念

社区卫生服务是社区服务中最基本、最普遍的形式，是指以全科医生和基层卫生机构为主体，以人的健康为中心，以家庭为单位，以社区为范围，以需求为导向，以老年人、妇女、儿童、慢性病患者、残疾人、低收入居民为重点，以解决社区卫生问题、满足基本保健为目的，集预防、医疗、保健、康复、健康教育和优生优育技术服务于一体的，有效、经济、方便、综合、连续的卫生服务。

二、社区卫生服务的对象

（一）健康人群

世界卫生组织（WHO）给"健康"下的定义[①]：健康是身体、心理和社会幸福的完好状态，人们必须有能力识别和实现愿望、满足需求以及改善或适应环境，而不仅是没有疾病、不虚弱。

影响健康的因素有：

1. 个体因素

（1）遗传和生物学因素：如遗传基因、性别、年龄、生长发育、衰老、营养状

———————

① 世界卫生组织. 阿拉木图宣言[Z]. 1978.

况、体格、心理特征、获得性免疫、既往疾病史等。

（2）生活方式因素：如个体的卫生习惯，对饮食、烟草、酒、体力活动等各类生活方式的选择。

（3）社会经济状况因素：如收入、受教育程度、职业、财产等。

2. 环境因素

（1）自然因素：如空气、水、土壤、食物等。

（2）建成环境：指人为建设或改造的建筑物、场所、设施等，如城市规划、道路、公园、绿地、娱乐设施、住宅等。

（3）社会和经济环境：指由家庭成员、朋友、同事和社区成员构成的社会支持网络、社会文化、风俗习惯、信仰、经济体制、政策等。

（二）亚健康人群

亚健康是指非病非健康的一种临界状态，是介于健康与疾病之间的次等健康状态，故又有"次健康""第三状态""中间状态""游移状态""灰色状态"等的称谓。世界卫生组织将机体无器质性病变，但是有一些功能改变的状态称为"第三状态"，我国称为"亚健康状态"。处于亚健康状态的人，虽然没有明确的疾病，但却出现精神活力和适应能力下降的问题，如果这种状态不能得到及时纠正，非常容易引起身心疾病。

（三）高危人群与重点保护人群

高危人群是指明显存在某些有害健康因素的人群，其疾病发生的概率明显高于其他人群。高危人群包括高危家庭的成员和存在明显危险因素的人群。重点保护人群是指由于各种原因需要得到特殊保健的人群，如妇女、儿童、老年人等。

（四）社区病人

患有各种疾病的病人，包括常见病病人、慢性病病人、需急救病人等。

三、社区卫生服务的特点

（一）初级保健

初级卫生保健是实现"人人享有卫生保健"的策略。初级卫生保健是一种基本的卫生保健。它依靠切实可行、技术可靠又受社会欢迎的模式和方法,是社区的个人和家庭通过积极参与普遍能够享受的,费用也是社区或国家能够负担的卫生服务。它既是国家卫生系统和社会经济发展的组成部分,也是个人、家庭和社区与国家卫生系统接触的第一环,卫生保健持续进程的起始一级。

（二）综合性服务

社区卫生服务,就其服务对象而言,不分性别、年龄和疾病类型,既包括病人,也包括非病人;就其服务内容而言,涉及生理、心理和社会文化各个方面;就其服务范围而言,包括个人、家庭和社区;就其服务方式而言,包括预防、治疗和康复。

（三）持续性服务

社区医疗保健服务人员要主动关心社区内所有成员,对各种健康问题,无论是新、旧、急性或慢性,从健康危险因素的监测,到机体最初出现功能失调、疾病发生、发展、演变等,康复的各个阶段,包括病人住院、出院或请专科医师会诊等不同时期,提供连续性服务。

（四）协调性服务

社区医生的职责是向病人提供广泛而综合性的初级医疗保健服务,这种服务不可能包罗万象,不可能代替各门专科医疗。社区医生应当掌握各级各类医疗机构和专家,以及家庭和社区内外的各种资源的情况,并与之建立相对固定的联系,以便协调各专科的服务,为居民提供全面深入的医疗服务。

（五）可及性服务

可及性或方便性是社区卫生服务的一个显著特点,主要包括时间可及性、地域上的可及性、经济上的可及性和服务提供者与服务对象关系上的可及性。

四、社区卫生服务属性

（一）公共产品相关概念

公共产品有两个主要特点:消费的非竞争性（non-competitive）和非排他性（non-excludability）。非竞争性是指从经济学角度来解释,在公共产品数量一定的情况下，增加一个消费者时边际成本为零，也就是说将公共产品多分配给一个消费者时不增加成本。但是需要区分的是，如果多提供公共产品，它的边际成本却不是零，这是因为提供公共产品需要耗费有限的资源，多提供公共产品，它的边际成本是正的。非排他性是指只要提供了公共产品，就不能排除其他人对该产品的消费。也就是说想要排除他人消费公共产品从技术上来说是非常困难的，或者从经济学的角度上来说付出的成本是很大的，不可能实行。

根据非竞争性和非排他性，笔者又将物品划分为纯公共产品、准公共产品及私人产品。同时具备非竞争性和非排他性的物品则称纯公共产品，这类产品向全体社会成员提供，在消费或使用上不具有竞争性和排他性，如公共绿地、公路等。而两个特点都不具备的物品则称之为私人产品。这类产品其在消费上具有竞争性，如商店卖的电脑，如果顾客付款购买，其他人则不能拥有它并使用它。在我们的现实生活中，同时具备非竞争性和非排他性的纯公共产品并不多，而更多的是具备其中特点的准公共产品，这类产品兼有私人产品和纯公共产品的性质。

根据是否具备非竞争性和非排他性，准公共产品可以分三类，第一类是具有非竞争性的特点却不具备非排他性的特点，这类的产品有很多，如手机通话网、互联网、加密的电视节目等。第二类是具备非排他性的特点，但不具备非竞争性的物品，如水资源、山林资源等。第三类产品也具备非排他性的特点，但是达到某一使用水平后会发生拥挤。这类产品在未达到拥挤之前具备非竞争性，但是达到拥挤点后，增加一个消费者将会增加边际成本，这类产品如图书馆等。

（二）社区卫生服务功能分类

根据上述公共产品的概念，我们对社区卫生服务的性质做进一步分析。社区卫生服务是基层卫生机构提供的基本医疗服务和基本公共卫生服务，它包括常见病治疗和防治、预防保健、慢性病的管理、传染性疾病的预防和疫苗接种、卫生健康知识宣传等。可以按照社区卫生服务的性质和功能是否具备非排他性和消费上的非竞争性、是否具有社会性影响和外部效应来进行分类，将社区卫生服务中心提供的基本项目划分为纯公共产品卫生服务项目、准公共产品卫生服务项目和私人产品卫生服务项目。

1. 纯公共产品卫生服务项目

这类项目的主要内容有健康宣传、国家基本疫苗的接种、传染病防治等。这类服务的主要目的是减少社区居民的公共健康风险因素，保证社区居民平等享有基本的健康权利,从市场经济上来讲,这类服务是市场完全失灵的部分,具有鲜明的社会效益,因此这类项目应该由政府承担,属于纯公共产品。

2. 准公共产品卫生服务项目

社区卫生服务项目中有一部分服务同样具有明显的社会效益,但是因为经济条件的限制,目前政府无法承担全部费用,同时这类项目如果全部由社区居民承担,势必会影响到居民对卫生的需求和使用,从而影响到群众的身体健康。因此针对这类项目的费用,目前通常采用的形式是政府和个人共同分担,如常见病的防治、非计划内的计划免疫、部分体检项目等。随着经济发展,有关政府部门将会逐步增加对此类卫生服务的投入,减轻个人在这类项目上的经济负担。

3. 私人产品卫生服务项目

社区卫生服务项目中有部分是由机构提供但不是必需的服务项目,如部分康复服务、部分家庭保健服务等。这些项目是居民依据自身的健康需要、经济能力,向社区卫生服务中心购买的。

（三）社区卫生服务的准公共产品属性

社区卫生服务为社区居民提供基本医疗和基本公共卫生服务,它是我国基层卫生保健的重要保障,作为国家的三级预防保健战略,它所提供的服务具有明显的公共产品或准公共产品属性。

第一,社区卫生服务向社区居民提供的基本医疗服务,尽管具有一定的私有产品性,如居民需要付出一部分资金,但是居民所消耗的卫生资源由国家通过医保制度予以承担。向居民提供基本卫生服务是实现我国人人享有初级卫生保健权益方针的保证举措,也是实现我国卫生体制公平性和可及性的重要保证。所以它具有明显的政府公共职能的特点。近年来,为了进一步突显社区卫生服务的公益性,我国对社区卫生服务机构实行收支两条线,更很好地体现了社区卫生服务的准公共产品的属性。

第二,在社区卫生服务中有很大一部分服务属于公共卫生产品。例如区域卫生规划,这完全是政府行为,属于纯公共产品。居民的预防保健、健康管理,如儿童的计划免疫,高血压、糖尿病等慢性病的管理这些服务都具有公共产品的特点,具有很强的社会公益性,这些服务对提高我国居民的健康水平,提升整个国民的素质具有重要的意义。

第二节　社区卫生服务内容与方式

一、服务内容

社区卫生服务以解决社区主要卫生问题,满足居民基本卫生保健需求为目的,主要开展预防、保健、健康教育、计划生育技术指导以及常见病、多发病、诊断明确的慢性病的治疗和康复等综合性卫生保健服务。

（一）预防

在社区卫生调查和社区诊断的基础上,针对社区主要慢性非传染疾病,实施干预措施;负责辖区内儿童计划免疫接种,传染病的预防和控制;提供心理咨询、精神卫生、合理营养、饮食卫生、居住和环境卫生等公共卫生技术指导与咨询服务。

（二）保健

负责社区妇女儿童保健、生殖健康保健及优生优育工作;提供眼、口腔保健服务;对老年人群提供保健和急诊自救的指导。

（三）健康教育

建立社区健康教育网络,编制健康教育宣传材料,采取多种健康传播形式,广泛开展以提高群体健康知识普及率和卫生习惯形成率为目的的健康教育与健康促进活动。

（四）优生优育技术指导

开展优生优育宣传教育,为育龄人群提供优生优育技术指导与服务,有条件的可以开展早孕检查。

（五）医疗

进行常见病、多发病以及诊断明确的慢性病人的诊疗及护理,做好院前急救工作,为需要的病人安排会诊和转诊,提供医疗咨询服务。根据需要开设家庭病床以及临终关怀服务。

（六）康复

积极创造条件，开展康复治疗，指导康复对象及其家属进行康复训练，为残疾人家庭提供工作学习场所。

（七）其他

根据社区居民的需求，不断拓宽社区卫生的服务范围，提供适宜的基层卫生服务。

二、服务方式

社区卫生服务是有别于综合性医院、专科医院以及专业预防保健机构的基层卫生服务。它的特点是贴近居民、就近就医、防治结合、综合服务，是一种积极主动的服务模式。主要服务方式有：

（一）主动上门服务

在做好健康教育宣传的基础上，与居民订立健康保健合同；在社区卫生调查和社区诊断的基础上，对重点人群开展慢性病干预。对合同服务对象和慢性病干预对象定期上门巡诊，及时处理发现的健康问题，为其提供保健服务。

（二）开设家庭病床

根据居民的需求，选择适宜的病种，开设家庭病床，进行规范的管理和服务。

（三）方便就近诊疗

为社区居民就近提供一般常见病、多发病的诊治服务。向社区居民公布联系电话，提供预约和家庭出诊服务，做到方便快捷。

（四）医防融合

除了为社区居民提供计划免疫接种、妇女保健、儿童保健等专项预防服务外，社区卫生服务机构中的全科医生和社区护士等社区卫生服务专业人员还应当在诊治疾病中，充分发挥居民健康档案的作用，向居民提供家庭保健指导；向病人讲解疾病的转归和发展趋势、如何进行预防和日常的保健措施,耐心地接受居民的健康咨询,将健康教育和卫生保健知识的传播有机地融入医疗服务之中,帮助社区居民形成良好的卫生习惯和健康的生活方式。

（五）双向转诊

向社区居民提供就医指导。与综合性医院和专科医院建立合作关系,及时把重症、疑难杂症病人转到合适的医院诊治,同时接受综合性医院和专科医院转回的慢性病和康复期病人,对其进一步进行治疗和康复。

社区卫生服务机构的发展应根据社区居民的需求变化,不断探索新的服务方式,以满足居民的卫生保健需要。

第三节　国外社区卫生服务发展概况

世界卫生组织于 1974 年组织社区卫生的相关专家对社区卫生应用的对象社区（community）进行了研讨后共同做了以下定义[①]:"社区是指在一定的区域范围内的社会团体,其成员有着共同的兴趣,彼此认识且互相来往,行使社会功能,创造社会规范,形成特有的价值体系和社会福利事业。每个成员均经由家庭、近邻、社区而融入更大的社区。"根据此定义,它应该有以下特征:在一定的地理区域内,有一定数量的人口,居民之间有共同的意识和利益,并有着较密切的社会交往。例如,村庄、小城镇、街道邻里、城市的市区或郊区、大都市等,都是规模不等的社区。

一、国外社区卫生服务发展概况

19 世纪 20 年代以前,世界各国医疗服务都是不分科的。在欧美国家,起源于 18 世纪的通科医疗,是指受过医学的一般训练但不分科的基层医生所提供的医疗服务。提供通科医疗的基层医生被称为通科医生。尽管当时医疗技术水平不高,对许多疾病还束手无策,但他们能够为社区居民解决患者和家庭的一般健

---

① 汪大海,魏娜,郁建立. 社区管理(第三版)[M]. 北京:中国人民大学出版社,2012.

康问题,当患者处于危难之际能及时给予帮助和安慰,他们是数百年来社区日常生活中不可缺少的、受人尊重的角色。这一时期医学也逐步建立起自身的概念和理论体系。

　　20世纪70年代起,美国的医学教育发展较快,全美大约有160所医学院校,在校生超过25 000人,创建于1890年的约翰斯·霍普金斯大学(Johns Hopkins University)医学院设立了4年制本科学位教育,其中包括2年的基础课程和2年的临床医学专科课程,并设有一所附属医院进行临床教学。约翰斯·霍普金斯大学医学院创造的教学模式得到了肯定和推荐,并影响到全美,各院校开始按照不同的专业要求来组织教学,从此通科医疗明显趋向于专科化,并逐渐影响到全世界。专科医疗服务模式的成功大大推进了医院专科化和医学科研机构的发展进程,同时诊治手段的高科技化更使专科医疗服务达到空前的繁荣。20世纪以来,特别是第二次世界大战后,科学技术的进步促使医学更迅猛地发展。器官移植、试管婴儿、克隆技术创造出神话般的奇迹,人们深信依靠高科技能解决人类的一切病痛。因此,造成了人们对医院和专科医生的崇拜,而社区中的通科医生受到冷落,处于被人们遗忘的境地。尽管自20世纪20年代以来,医学向专科医疗方向快速发展,世界各地的通科医生规模在不断萎缩,但是通科医生们在不同领域为自己的命运进行抗争。1947年,美国通科医疗学会成立,1971年改名为"美国家庭医师学会",它们代表通科医生,关心通科医生的问题,提出了"家庭医学"和"家庭医生"两种专业术语,通过提供特征鲜明的服务,来阐明家庭医生与病人及其家庭之间的相互作用,力求使家庭医疗作为一种崭新的医疗服务模式为医学界和民众所接受。1969年,美国家庭医疗全科医学会成立标志着全科医学学科正式建立。1948年,英国颁布了国家卫生服务法,规定基本卫生保健服务主要由全科医生提供,病人与全科医生之间可自由选择,只要经过全科医生登记,便可得到服务。在澳洲,创建于1958年的皇家澳大利亚全科医生学院,在全科医生培训中发挥了重要作用。70年代中期,由于实施家庭医学训练计划,全科医生人数迅速增加。1972年,世界全科医师和家庭医师学会(World Organization of National Colleges, Academies and Academic Associations of General Practitioners/Family Physicians, WONCA)在墨尔本正式成立,学会热情地为全科医生提供学术和信息交流的讲坛,发展全科医生学术组织,WONCA以其出色的活动有力促进了全科医学在世界各地的发展。随着全科医学的兴起和发展,世界各国社区卫生服务也随之迅速发展。

二、国外社区卫生服务发展特点

经过几十年社区卫生服务的探索发展,美国、英国、澳大利亚、加拿大等发达国家积累了丰富的经验,并逐步形成了较为完善的模式。这些国家的社区卫生服务的实践表明,针对社区居民健康水平,以全科医学为手段,开展健康教育促进的社区卫生服务模式不但增强了人人享有卫生保健服务的公平性,提高了卫生服务效率,而且更好地控制了医疗费用的增长,进一步促进了卫生资源的有效利用。以英国为例,英国的社区卫生服务制度以家庭医生为核心。通过这一制度的实施,英国人口的群体健康水平在西方发达国家处于领先地位,并且有效地控制了卫生总费用,将卫生总费用与国内生产总值的比例控制在6%—7%的水平;同样,澳大利亚的社区卫生服务制度使人人享有初级卫生保健服务,体现了社区卫生服务的公平性,澳大利亚居民可以方便地免费享有基本医疗与公共卫生等相关服务。世界许多国家的社区卫生服务根据自身国家的特点和社会的发展、居民健康需求的变化也在不断发展完善。这些变化主要包括以下三个方面:

（一）市场机制与计划管理交叉改革

通常以计划管理为主体的社区卫生服务体系和以市场调节为主体的社区卫生服务体系正逐步引入不同的经营方式进行管理。比如,英国的社区卫生服务的国家计划性很强,这较好地体现了社区卫生服务的公益性和公平性。为了进一步提高社区卫生的服务效率,英国从2000年起开始在社区卫生服务领域内适当地引入市场机制,如让各种卫生机构以投标的方式来开展社区卫生服务,这样一来增强了竞争性,在保障公益性的前提下进一步提高了社区卫生服务效率。与英国不同,美国的社区卫生服务以市场机制为主,随着群众基本卫生保健需求的增多,为规范和提高卫生保健服务,美国政府开始已渐渐注重提升社区卫生服务的国家计划性与统一性,促进社区卫生服务的统一管理。

（二）大型医院与社区卫生服务机构联系紧密

大型医院与社区卫生机构的合作表现在:一方面,大型医院把卫生服务业务向社区延伸,通过开展社区卫生服务扩大了工作业务范围;另一方面,社区卫生服务机构为了能更好地为居民服务,同时为了克服卫生资源的有限性,社区卫生服务机构在使用医院诊疗设备方面充分利用了大型医院资源。除了工作业务的联系紧密之外,还在人才交流方面有许多合作,如大型医院的医生到社区卫生机构坐诊,而社区医生也常到大型医院参加治疗工作。例如在美国,社区医生会与大医院医生一起参与转诊病人的治疗工作。这种工作模式不仅可以增强社区医生与大医院的联系,保障病人的治疗质量,同时还可以促进双方业务交流,提高业务水平。

（三）发展社区医生的专业特长

社区医生与专科医生在业务范围上有很大区别,但是很多社区医生会根据自己的背景与兴趣发展某项专科。例如在美国,一些从事社区卫生服务的家庭医生根据工作需要、自己的兴趣或背景,发展某一专科,这也形成了家庭医生既懂全科又有一定专科特长的优势;而在德国、日本、加拿大等国家,近三成的社区医生则由专科医生转型过来。

第四节　健康中国战略背景下我国社区卫生服务发展现状与展望

一、我国社区卫生服务发展概况

我国的社区卫生服务起步较晚,发展却很迅猛。1996 年,在全国卫生工作会议上,中央领导要求加强卫生服务体系改革建设,并指出建立健全功能合理、群众方便的社区卫生服务体系是我国卫生发展的必然。中央领导为我国社区卫生服务的建立和发展奠定了政策基础。

1997 年,党中央、国务院召开全国卫生工作会议,还下发了《关于卫生改革与发展的决定》①。同年,彭佩云在中国社区卫生服务工作会上指出,社区卫生服务是我国城市卫生服务体系改革的重要组成部分,通过发展社区卫生最终在城市建设成一个全面有效的卫生服务体系。在这个体系内各级各类医疗机构功能定位合理明确,网络布局合理全面,工作运行有效。这个体系能够最大限度地

---

① 　中共中央、国务院关于卫生改革与发展的决定［Z］. 1997-01-15.

满足不同群体的各种医疗需求。她还认为通过体系的改革,能够改变大医院人满为患、看病难,而小医院门可罗雀的现象,通过改革充分利用现有的卫生资源,提高卫生效率,满足群众的卫生需求,同时控制医药费用的过快增长。陈敏章也在会上做了《总结经验、深化改革、积极发展社区卫生服务》的讲话。社区卫生服务改革的号角吹响,社区卫生服务在全国迅速开展。

1999 年,卫生部、国家发展计划委员会等十部委联合发布《关于发展城市社区卫生服务的若干意见》①(简称"《意见》"),对我国的社区卫生发展明确了目标。《意见》提出:"到 2010 年,在全国各地,完善社区卫生服务体系,使之成为卫生服务体系的不可缺少的部分,实现城市居民人人享受基本卫生保健服务。"

2006 年是中国社区卫生服务的春天。2 月份,国务院颁发了《关于发展城市社区卫生服务的指导意见》②,在构建卫生工作模式方面提出了重大的改革意见;相继有 9 个部委办局出台了配套文件,对社区卫生服务的支撑起到保障护航作用。2007 年党的十七大会议上,胡锦涛提出了 8 条卫生改革意见③,包括"建立基本医疗卫生制度,提高全民健康水平""坚持公共医疗卫生的公益性质,坚持预防为主、以农村为重点、中西医并重""加强农村三级卫生服务网络和城市社区卫生服务体系建设"等。

2009 年,中共中央、国务院印发《关于深化医药卫生体制改革的意见》④,指出"以社区卫生服务为基础的新型城市医疗卫生服务体系。要进一步建立健全社区卫生服务网络,加快以社区卫生服务中心为基础的城市医疗网络体系的建设。社区卫生服务中心要以社区居民的健康为核心,不断创新与完善服务模式,发挥社区居民的健康主'守门人'作用。"

经过社区卫生服务近 20 年的发展,目前全国的社区卫生服务提供模式主要有以下三种:四级网络模式,即"区医疗预防中心—街道社区卫生服务中心—居委会的社区卫生服务站—家庭",这是目前我国最主要的社区卫生服务形式;三级网络模式,即医院派出式,具体形式为"二、三级医院社区卫生服务科(全科医

---

① 国务院办公厅.关于发展城市社区卫生服务的若干意见[EB/OL]. https://www.gov.cn/zwhd/2006-09/03/content_376469.htm. 1999-07-16.
② 国务院办公厅.关于发展城市社区卫生服务的指导意见[EB/OL]. https://www.gov.cn/zwhd/2006-09/03/content_376469.htm. 1999-07-16.
③ 国务院办公厅.胡锦涛在中共第十七次全国代表大会上的报告全文[EB/OL]. https://www.gov.cn/ldhd/2007-10/24/content_785431.htm. 2007-10-15.
④ 国务院办公厅.中共中央国务院关于深化医药卫生体制改革的意见[EB/OL]. https://www.gov.cn/jrzg/2009-04/06/content_1278721.htm. 2009-03-17.

疗)—社区卫生服务中心或站—家庭";二级网络模式,即家庭病床网络形式,主要形式为"二、三级医院社区卫生服务科(全科医疗)—家庭"。

二、上海市社区卫生服务发展概况

(一)上海市社区卫生服务发展三个阶段

1. 形成期

早在20世纪50年代家庭病床等自发的社区卫生服务在上海出现。到了80年代,上海市卫生局在一些街道进行了社区卫生试点工作,积极探索社区卫生服务的内容、对象及方式,并取得了很好的成效。例如,延中街道的社区老年保健服务工作受到了世界卫生组织的好评。1991年,"两级政府、三级管理、四级服务"成为上海市政府的"为民办实事"项目,在这种背景下,1991—1994年,"社区服务中心"在上海市的各街道成立。"社区卫生服务"作为上海市社区服务的重要内容,社区卫生服务也成为评估文明城区、文明小区的重要条件。1994年,上海市卫生局召开了上海市地段医院工作会议,在这次会议上对明确了地段医院的工作目标,即"立足社区、走出医院、开展社区卫生服务"。在这一政策的引导下,地段医院的医务人员开始到居民家庭开展医疗卫生服务。1997—1998年上海共建立了240个社区卫生服务点,这样社区卫生服务在上海市的发展有了一个良好的开端。

2. 进展期

到2000年,上海市的中心城区已经有95家地段医院转型为社区卫生服务中心,并且按照社区卫生服务中心的标准建设了20所示范性社区卫生服务中心。在这段时间,社区卫生服务中心发展的主要成果是形成了对中心(站)组织结构建设和规范化管理。把原先的街道(地段)医院繁多的业务行政科室重新调整成"三部一室""四部一室"或"五部一室"的格局。以"三部一室"为例,成立"社区医疗部""预防保健部""后勤保障部"和"办公室"。"社区医疗部"主要负责社区的基本医疗服务,以及常见病、多发病的诊治;"预防保健部"负责慢性病管理、传染病的预防、妇幼保健服务工作等;"后勤保障部"则负责设备的管理、总务后勤、财务方面的工作。通过组织机构的调整明确了社区卫生服务中心的功能和职能。

3. 发展期

2006年,国家对社区卫生服务的定位进行了进一步明确:"社区卫生服务是城市卫生工作的重要组成部分,是实现人人享有初级卫生保健目标的基础环节。大力发展社区卫生服务,构建以社区卫生服务为基础、社区卫生服务机构与医院和预防保健机构分工合理、协作密切的新型城市卫生服务体系,有利于落实我国预防为主、防治结合的方针,有利于完善我国城市卫生服务体系,有利于减轻老百姓医疗卫生负担,提高群众的健康水平。"上海市委、市政府认真贯彻国家关于社区卫生服务的发展方针,把发展社区卫生服务作为政府履行社会管理和公共服务职能的一项重要内容。为此,2006 年上海市人民政府颁布《关于本市贯彻〈国务院关于发展城市社区卫生服务的指导意见〉的实施意见》[①](以下简称"《实施意见》")。《实施意见》集中体现了市领导对上海社区卫生服务当前发展的重视,提出了社区卫生发展的基本要求、基本原则、工作目标和保障措施。基本要求是降低医疗费用、提高诊疗水平、规范服务功能、加强监督管理;基本原则是:确保公益、政府主导、保障基本、整合资源;近期工作目标是:经过 2—3 年的努力,通过深化"三医联动"综合改革,初步形成社区卫生机构布局合理,服务流程简洁规范,运行机制合理有效,政府投入有保障,实现社区卫生医保预付制,引导患者常见病、多发病到社区卫生服务机构就医的便捷、安全、有效的社区卫生服务体系,并不断完善农村合作医疗,进一步提高农村医疗卫生保障水平;对上海市社区卫生服务的发展提出保障措施,如降低社区卫生服务中心的医疗费用、提高社区卫生服务中心的服务水平,进一步规范社区卫生服务的功能和标准等。这些措施涉及了不同级别医疗资源的纵向整合、社区卫生医务人员的队伍建设等。

(二) 上海市社区卫生服务发展取得的成绩

1. 健全上海市初级卫生保健网络,提升社区卫生服务中心的硬件水平

从 1997 至 2005 年,上海市政府连续 9 年把发展社区卫生服务作为市政府实事工程,通过 9 年的建设,上海市完成了地段医院和乡镇卫生院向社区卫生服务中心的转型,并开展了社区卫生服务中心标准化建设。根据建设标准,每个街道设置 1 家政府举办的社区卫生服务中心,中心城区按 3—5 个居委会或 1 万—2 万服务人群,设立一个社区卫生服务站;郊区每个中心村设置 1 个村卫生室,进行初级卫生保健网底建设,全市共建成 241 所标准化社区卫生服务中心。健

---

① 上海市人民政府. 关于本市贯彻〈国务院关于发展城市社区卫生服务的指导意见〉的实施意见[EB/OL]. https://www.shanghai.gov.cn/nw15790/20200820/000/-15790-8213.htm/. 2006-08-26.

全的社区卫生服务网络极大地方便了居民就近就医,群众的健康得到了有力的保障。

2. 完善社区卫生服务功能,提高社区卫生服务水平

上海市政府在健全社区卫生服务网络的同时,积极完善社区卫生服务中心的功能,实现从原先的单一的医疗服务向"六位一体"的功能转化,即向预防、保健、医疗、康复、健康教育和计划生育技术服务"六位一体"的综合服务功能转化。中心的门诊不再设专家门诊和联合病房,而以全科门诊为主。自 2003 年起,上海在 33 家社区卫生服务中心开展了"社区卫生服务平台的全科团队服务"的服务模式试点,并逐步推广,至 2006 年全科团队服务模式推广到上海市所有社区卫生服务中心,这些全科团队积极开展慢性病健康管理、基本医疗、社区中医药服务、康复治疗、妇幼儿童保健等服务,体现了社区卫生服务便捷有效的特点,受到了广大居民的欢迎。

3. 加强人才队伍建设,努力提高社区卫生人员能力水平

高度重视全科医师队伍建设。为弥补全科医师不足的状况,上海市卫健委(原卫生局)制定了《上海市社区全科医师培养三年行动计划(2004—2007年)》[①],通过岗位培训和规范化培养,加快全科医师队伍建设。学科建设方面,分别在复旦大学医学院和上海交通大学医学院设立社区卫生相关专业,培养了社区卫生人才,提升了社区卫生科研水平。为吸引更多医学人才到社区服务,上海市卫健委出台了社区卫生人员的激励措施,如为社区卫生人员晋升方面提供了更多方便条件,还为在远郊服务的社区卫生人员提供落户优惠政策等。一系列的人才激励政策对上海市社区卫生队伍的稳定和建设发挥了积极的作用。

(三)发展趋势

按照上海市政府对社区卫生工作提出的"降低费用、提高水平、规范功能、加强管理"的总体要求,将会在降低社区卫生服务中心门诊费用、落实社区收支两条线制度、增加对社区卫生服务财政的有关补助、保障社区基本药物等方面加大力度。

1. 开展以全科医疗组为单位的社区卫生医疗服务改革

在现行的医疗保险制度等相关政策和环境保持不变的情况下,注重社区卫

---

① 中国政府网.上海改革社区卫生服务模式 33 万市民有家庭医生[EB/OL]. https://www. gov. cn/jrzg/2006-10/15/content_413527. htm. 2004-08-19.

生服务中心的内部改革，并为下一步改革打下扎实基础。①对社区卫生服务的方式与管理的形式进行调整。根据社区的实际需求情况形成以"全科医疗组"为单位的社区卫生服务模式，开展社区基本医疗与基本公共卫生服务，从而增强社区卫生服务中心的"六位一体"功能；②进一步深化与改革社区卫生服务的补偿与分配机制，实行社区基本药物制度，落实社区收支两条线制度，推进"医药分离"，从而降低老百姓医疗费用；③提高社区全科医生的技能水平，开展各种形式的全科培训，提升社区卫生服务中心的服务能级；④适当地引入市场竞争机制，通过市场调节激发社区卫生服务中心的竞争意识，从而提高服务质量与效率。

2. 发挥社区居民健康与费用双重"守门人"角色的作用

①发挥社区居民健康"守门人"角色的作用，向社区居民提供的基本医疗与基本公共卫生服务，保障社区居民的健康；②发挥社区居民费用"守门人"角色的作用，控制医药费用不合理增长。充分利用社区卫生服务适宜技术，如社区中医药适宜技术，优化资源配置，调节完善合理的医保支出结构，从而降低社区居民的医疗费用；③将公益性与市场经济相结合，贯彻落实社区卫生服务收支两条线的机制，同时适当引进市场竞争，提高社区卫生服务效率，从而为可持续发展注入活力；④进一步发挥社区卫生服务"六位一体"的功能。

3. 实现具有中国特色社区卫生服务

在前述改革措施取得成功后，将全面建设和完善具有中国特色的社区卫生服务。①形成以"家庭医生"为单位的团队服务，以社区家庭为基础，以家庭健康档案为抓手，以公益性与市场竞争相结合的机制管理服务模式；②构建与我国经济发展水平相适应的社区卫生服务体系，实现向以社区居民（家庭）健康管理为中心的转移，实现我国医疗与预防的关口前移。

（四）社区卫生服务中心的角色定位

经济的飞速发展使人们的生活质量大幅度提高，人们对卫生的需求也日益多样化和高水平化。生活方式的变化促进了疾病谱的变化，这也使现代医学模式也发生了根本性变化。卫生需求的变化势必带来卫生服务的方针策略的调整。为适应这一变化，更加合理配置资源，提高利用卫生资源，需要构建一个全新的医疗服务体系，这种体系一方面能满足不同人群对卫生的需求，另一方面能落实人人享有卫生保健的原则。这个体系由两类具有不同特点与功能的服务平台构成，即以社区卫生服务中心为基础的初级卫生保健平台及专科医疗为基础的专科服务平台。前者主要致力于向群众提供基本医疗和基本公共卫生服务，保证人人都有享受卫生保健的权利。后者则是通过特殊的需求开展更加专业、针对性强的卫生服务。这两种结构（全科与专科）根据现实中的卫生需求而划分，而不是根据医疗技术水平的高低进行划分，两者之间存在很大的合作与共赢空间。因此，社区卫生服务中心与专科医院不应该存在纵向的竞争，而应该在居民服务这条产业链的上下游之间扮演不同分工。

三、发展社区生服务必然性

（一）社区居民的主要健康问题

1. 慢性病为主的疾病模式

医学模式从生物医学模式向生物—心理—社会医学模式转变，排在居民死因顺位前面几位的疾病皆为慢性非传染性疾病，而这些疾病主要受人们的生活行为方式的影响。中国城市居民的疾病谱显示，慢性非传染性疾病成为影响居民健康的首要因素。高血压、糖尿病和心脑血管疾病已成为影响社区居民健康的主要疾病。慢性病的特点是病程长、治愈慢。这些特点就决定了慢性病治疗的费用高，需要就诊方便、及时。慢性病患者在治疗过程中需要长时间地服用药物、定期检查治疗效果。调查数据显示，每两周内去医院接受治疗的慢性病患者占慢性病总人数的 63.45%[1]；这些慢性病患者每两周去医院就诊的主要目的是配药和常规检查。这样频繁的就诊使得慢性病患者对门诊的次均费用较为敏感。因为大多数治疗慢性病的药物不会轻易变化，慢性病的病性相对其他病情要稳定，因此慢性病人对门诊的医生技术水平的要求不是特别高。这些慢性病人的特点和要求非常适合在社区卫生服务中心就诊。社区卫生服务中心是以医疗和预防相结合的原则，适宜的治疗技术，为社区居民提供简、便、廉、验的卫生服务，对慢性病患者提供有效的生活干预和健康指导。所以社区卫生服务为居民的慢性病防治提供了恰当的平台。

2. 老年人群健康问题凸显

随着经济的发展、社会的进步，人们的健康水平得到了提高，2000 年中国 60 岁以上人口占总人口的 10.23%[2]，这标志着中国已经进入老龄化社会。人口老

---

① 卫生部等.中国慢性病防治工作规划（2012—2015 年）[Z]. 2012-05-08.
② 国家统计局.第五次全国人口普查公报（2000 年）[Z]. 2001-03-28.

龄化问题对我国的医疗保障提出了新的挑战。由于老年人生理的特点决定了该类人群患病率较高,所患的疾病以慢性病居多,这些疾病的特点是病程长、恢复慢,因此患者需要长期服药,接受治疗,医疗费用也相应要大。又由于文化知识结构的不同,一些老年人对疾病重视的意识与知识不够,往往在饮食、生活习惯等方面缺乏有效的预防措施,这些问题体现了老年人对医疗卫生保健需求的增长,尤其在保健、健康知识的宣传、老年护理等方面。而开展的这些服务恰是社区卫生服务的主要内容。

3. 亚健康状态困扰城市居民

随着生活方式的改变,影响中国居民亚健康的因素也发生了重大变化。很大一部分城市居民在紧张、快节奏的生活工作中表现出了身体、心理的不适应。尽管未出现疾病症状,但是处于不健康状态,即"亚健康"状态。根据 2016 年世界卫生组织报告,全球亚健康人数超过 60 亿人,占全球总人口的 85%。中国亚健康人数占中国总人口 70%,约 9.5 亿人口,每 13 个人当中就有 9.5 个人处于亚健康状态①。从各大城市人口亚健康情况来看,沿海城市及经济发达地区的亚健康人群比较集中。据中国健康学会调查,中国 16 个百万以上人口城市中,北京的亚健康人群占比排名第一,高达 75.31%,上海和广东分别以 73.49% 和 73.41% 位居第二和第三②。从数据看来,这三个一线城市的亚健康人群占比明显高于国内其他城市。这种现象的出现主要是因为现代的生活工作方式的变化,如从原来的体力劳动转变为更多的脑力劳动,随着生活质的提高,饮食结构也发生了巨大变化,高脂肪、高蛋白的食物所占比例越来越大。高血脂、脂肪肝已经成为影响群众健康的主要原因,而且亚健康人群每年呈上升趋势。

(二)控制医疗费用的需求

"看病贵"是一直困扰老百姓的问题,要降低医疗费用就是要减少卫生资源不必要的浪费,需要医疗机构提供便捷、廉价的卫生服务。而社区生服务机构针对常见病、多发病,能够通过采用社区适宜技术提供方便、有效、成本低的卫生服务,解决大多数老百姓的健康问题,因此充分发挥基层卫生服务的作用,可以有效提高有限卫生资源的利用率,更高效率地保障老百姓的健康。

---

① 世界卫生组织. 2016 年世界卫生统计报告[Z]. 2016-05-19.
② 中国社会科学院. 中国健康产业发展报告(2017)[R]. 2017-12-01.

（三）健康影响因素的社会化

随着社会经济的发展，影响人类健康方面的因素不再仅仅是医疗水平。WHO 提出了"健康的社会决定因素"（Social Determinants of Health）的概念[①]。这一概念提醒了人们个人的健康因素不仅仅在个体层面，而且日益社会化。影响个人健康的社会因素可以体现在以下方面：一是个人的基本状况，如年龄、性别、家族遗传等因素，以及个人的生活行为方式；二是社会环境对个人健康的影响因素如社会的经济发展、政治的稳定、文化的背景等等；三是与生活和工作环境、食物以及必要的设施和服务的可及性等相关的一些因素。与医疗不公平相比，社会环境对健康产生的影响更大，这主要是因为人们长期处于社会的大环境中。正如前述所言，影响健康的因素非常复杂且呈多样化，要针对每个人所处的特定社会环境进行准确评估，并实施有效的健康保健措施，需要专业知识的储备，并非每一位居民都能完成这样的自我评估。有很多人对健康影响因素并不十分了解，平时不注重锻炼身体，不重视对身体健康的投资，只有生病后才去就医，忽视对疾病的根源预防，而只是在意短期治疗效果。要改变这种情况，提高居民对健康因素的认识，形成更健康的生活方式，需要更多地依靠社区卫生服务。

> **案例**　**上海市新一轮社区卫生综合改革**
>
> 2015 年 6 月，上海市政府召开深化社区卫生综合改革大会，印发《关于进一步深化社区卫生服务综合改革的指导意见》和 8 个配套文件。核心举措包括完善平台功能、建立基本标准、健全激励机制、构建家庭医生制度。
>
> 一是完善平台功能。社区卫生服务中心从过去的服务平台转变为"服务平台 + 管理平台"，打造 5 个平台，即《上海市人民政府办公厅印发〈关于进一步推进本市社区卫生服务综合改革与发展的指导意见〉的通知》指出的政府履行基本卫生服务职能的平台、全科医生执业平台、市场资源整合平台、居民获得基本卫生服务项目的服务平台、医养结合的支持平台。
>
> 二是建立基本标准。上海市出台了《关于本市社区卫生服务基本项目目录（2015 版）》，明确了 6 大类 141 项基本项目，规定了所有基本项目的标化工作量、服务内容、质量考核要求。各区县应涵盖全市基本目录中的服务项目，可根

---

① 世界卫生组织. 世界卫生组织宪章[Z]. 1946-07-22.

据实际情况进行适当调整。

三是健全激励机制。以全面预算管理为核心,充分利用信息化技术,从粗放管理转向精细管理。建立政府购买服务机制,按照核定的标化工作总量、标化工作量单价、质量考核结果,核定财政补助,从"养人"转变为"养事"。完善薪酬分配机制,明确与工作目标和责任相匹配的收入预期,按照完成的标化工作量与质量考核结果进行绩效分配,形成"多劳多得、优绩优酬"的考核分配模式,推动家庭医生健康管理从"要我做"转变为"我要做"。

四是构建家庭医生制度。探索"1+1+1"自愿签约机制,即居民自愿与1家社区卫生服务中心、1家区级医院、1家市级医院签约,构建以家庭医生为基础的分级诊疗制度,赋予家庭医生管理签约居民医保费用的权利和责任,协助医保部门控制医疗费用,使家庭医生成为居民健康与卫生费用的"守门人"。签约居民享有慢性病长处方、延续上级医院处方、药品企业对终端消费者(B2C)配送、优先预约转诊等优惠服务。

 思考

1. 上海新一轮社区卫生综合改革要解决哪些关键问题?
2. 新一轮社区卫生综合改革对社区卫生服务中心功能提出了哪些新的要求?

第二章

社区卫生服务的组织管理

第一节　组织管理概述

一、相关概念

（一）组织

组织与社会生活息息相关。简单地讲，组织是指社会群体中集合众多个体结成团体，激发协作效应，实现共同目标的系统。可以说，组织是人类生存的基本方式，没有组织，也就没有社会。组织则是社会存在的细胞或基本单元，是人们实现特定任务的工具，其成员通过集体努力达到个体无法企及的结果。无数个大大小小、形形色色的组织相互交织、有机排列，构成了人类社会的总体结构。

从社会发展史来看，组织的产生源于人类需要与社会关系。当个体的欲望极速膨胀而又无法依托自身实力达成时，他就需要与外部主体建构相互依赖、互相协作及共同行动的社会关系，以期自我实现和自我超越。长期的合作实践使这种关系更加科学化、合理化，不断提升合作团体的效能，而组织就是人们对于这种要求的认识和行动的结果。随着社会的进步，组织的功能细化日臻完善，个体的每项诉求不得不通过具有不同功能的组织寻求实现。因此，社会发展的过程也是组织建设不断发展的过程。

（二）组织管理

组织管理是指通过建立组织结构，规定职务或职位，明确责权关系等，以有效实现组织目标的过程。组织管理的具体内容是设计、建立并保持一种组织结构。组织管理的内容有三个方面：组织设计、组织运作、组织调整。

二、产生与发展

组织管理理论产生于 19 世纪末 20 世纪初，至今经历了三个发展阶段：

（一）古典管理

古典管理形成于 19 世纪末 20 世纪初。其代表人物有美国的 F. W. 泰勒、法国的 H. 法约尔和德国的 M. 韦伯等人。在这一阶段的前期，泰勒等人重点探讨了组织内的企业管理理论，后期以韦伯为代表的管理理论为重点，探讨了组织内部的行政管理。

这一阶段的理论基础是"经济人"理论，该理论认为人们工作是为了追求最大的经济利益以满足自己的基本需求。为了满足人们工作的经济利益，他们提出使用科学管理方法以追求组织的生产效率提高和合理化，因此要建立一套标准化的原则来指导和控制组织及成员的活动。

（二）行为科学管理

行为科学管理产生于 20 世纪 20 年代初，其代表人物有美国的 G. E. 梅奥、F. 赫茨伯格等人。他们认为人是有多种需要的社会人，满足人的多种需要，在组织内建立良好的人际关系是提高组织效率的根本手段。这一阶段的理论重点研究了组织中的非正式组织、人际关系、人的个性和需要等。

（三）现代组织管理

现代组织管理产生于 20 世纪中叶，学派甚多，主要有以美国的 C. I. 巴纳德为代表的社会系统论、以 H. A. 西蒙为代表的决策理论、以 F. E. 卡斯特为代表的系统与权变理论和以 E. S. 巴法为代表的管理科学理论等。

这一阶段理论的特点是吸收了古典组织管理理论和行为科学管理理论的精华，并且在现代系统论的影响下有了新的发展。他们把组织看成一个系统，能否实现组织目标和提高组织效率取决于组织系统内各子系统及各部门之间的有机联系。

三、管理目标

组织管理，应该使人们明确组织中有些什么工作、谁去做什么、工作者承担什么责任、具有什么权力、与组织结构中上下左右的关系如何。只有这样，才能避免职责不清造成的执行中的障碍，保证组织目标的实现。

四、基本内容

组织管理具有一系列基本内容，即组织管理要做些什么，这是所有组织（个体性组织或者人员极少的组织有些差别）首先要考虑的问题。组织管理是一个系统工程，包括从宗旨、理念到基本操作的一系列活动。

（一）开展组织的顶层设计

组织管理首先要搞清楚组织要做什么，从最高层面上讲，即组织的策划者、发起者首先要考虑清楚建立组织的宗旨是什么、实现什么使命、组织要秉承什么价值观、组织未来的发展战略是什么？只有明确了这些问题，组织管理的其他问题才有原则、有标准。很多组织在设立之初也许并没有这么全面地考虑，但是随着组织的不断发展，组织的高层就会考虑这些问题，逐渐明确这些问题，并使之成为员工和社会都知晓的组织规范。

（二）确定组织目标和任务

在进行了组织的顶层设计之后，组织的高层管理者需要根据这些顶层设计的准则和组织的状况在相对短的时间内，确定要实现的目标和任务。与组织的理念、价值观、使命等规定相比较，组织目标和任务更加具体，更加具有可操作性，是指导组织员工开展具体工作的总体指针。组织目标和任务既可以体现为一个较短的战略，也可以体现为年度的计划或者目标。在多数情况下，组织目标和任务都具有刚性的要求，必须加以实施。

（三）设计组织结构

组织的目标和任务确立之后，就需要建立一定的组织结构，构建总体团队和部门团队，为完成相关目标和任务而开展相关工作。组织结构的设计可以根据组织战略和任务的综合情况、组织发展现状进行统筹考虑。其主要目的是确定组织管理的骨架，以便将组织任务分配到各个部门和环节，确保总体目标得到实现。

（四）指定组织管理制度

组织管理制度既包括组织总体的管理制度，也包括具体的管理制度。组织总体的管理制度是根据组织的宗旨、理念、价值观和战略制定的涉及组织整体的管理规范，对整个组织具有约束力和规范性，也是制定具体管理制度的基本准则。总体管理制度包括组织的章程、运行机制以及各部门职责和权限的规定。具体管理制度一般是由组织的各个职能部门或者其他机构根据组织的总体制度，结合本部门和机构制定的具体管理制度；具体管理制度包括各部门的具体管理规定、员工的岗位职责、工作标准和工作流程等。

组织管理制度确定之后，与组织架构结合在一起，就构成了组织管理的基本框架，使管理工作有机构管、有人做，使整体任务和具体工作能够有机地结合在一起，为完成组织目标创造组织条件。

（五）人力资源配置

组织架构和制度的确立，虽然为完成组织目标创造了组织条件，但是缺乏相应的员工去落实这些具体的任务也是空谈。因此，组织人力资源管理部门要根据各部门职责和岗位职责对员工的需求，进行人力资源配置。这包括根据岗位职责需求确定所需人才的相关条件，如学历、职称、性别、能力、经历、专业、年龄等，据此向社会或者组织内部招聘相关的人才，进行员工培训，配置到相关的岗位，推进和完成相关政策。

（六）配置生产经营的相关资源

在部门、岗位、人员确定之后，提供要开展的一系列活动，提供市场需要的产品或者服务，以满足顾客的需要，这就需要配置生产经营的相关资源。其中既包括生产和服务所需的资金、场地、机器设备、原材料、能源和其他生产辅助资源，也包括相关的技术、服务标准等。

五、特点

（1）它是围绕组织目标来进行的。组织目标是组织存在和发展的基础，组织管理的目的就是有效地协调组织内的各种信息和资源,提高组织的工作效率,以期顺利地达到组织目标。

(2)它是一个动态的协调过程,既要协调组织内部人与人的关系,又要协调组织内部人与物的关系。

(3)组织管理是一种有意识、有计划的自觉活动。

第二节　社区卫生服务的组织体系建设

一、社区卫生服务组织的概念

社区卫生服务组织,指为了有效地完成社区卫生服务任务,实现提高社区居民健康水平的目标,按照卫生事业发展的要求、规律、设置程序和一定的责任、权利及其职能分工而形成的系统集合。社区卫生服务组织具有以下特点:

(1)社区卫生服务组织是一个实体。

(2)社区卫生服务组织有确定的目标。

(3)社区卫生服务有不同层次的分工与合作。

(4)社区卫生服务组织是一个整体系统。

二、社区卫生服务组织管理

(一)概念

社区卫生服务组织按照管理的原理、遵循管理的原则设计社区卫生组织的管理体制和运行机制,合理运用组织职能和管理职能,在社区卫生服务组织体系框架内开展的各项管理活动。

(二)社区卫生服务组织管理的特征

1. 目标

社区卫生服务管理者要经常向社区卫生服务组织成员灌输共同理想、共同愿景和共同目标,从而促进社区卫生服务组织的生存和发展。

2. 分工和合作

社区卫生和全科医疗需要提供预防、医疗、保健、康复、健康教育等一体化的服务,为了实现这种一体化的服务,就需要机构、部门、专业和人员的分工和合作。

3. 不同层次的权力(权利)与责任制度

分工以后,为了使社区卫生服务人员能履行其相应的职责,就要赋予他们完成该项工作所必需的权力(权利);同时,为了保证各部门之间、各专业之间、各项工作之间的协调,就要对各项工作的责任和权力(权利)进行协调。

(三)社区卫生服务组织管理的性质

1. 协调性

协调性是指社区卫生服务人员为了实现共同的目标而在一起一致行动。组织的基础是利益或目标的共同性。它包括相互承担义务和相互提供服务。所有成员必须对目标有共同的理解,这种共同的理解不会自发实现,实现所有成员对目标的共同理解也是管理部门的一项主要职责。

2. 专业性

社区卫生服务具有较强的专业性和技术特性;组织设置、功能划分和业务实施,必须遵循客观规律;符合社区卫生服务业务技术的要求。

3. 社会性

以社区为范围,为社区居民提供基本医疗卫生服务,涉及的内容多,范围广,工作的社会性比较强。

三、社区卫生服务组织结构

(一)组织结构的含义及特性

社区卫生服务组织结构,就是社区卫生服务机构的设置和权力(权利)划分。

1. 复杂性

复杂性指组织的分化程度。管理层次与管理幅度决定了组织的复杂性,管理层次又受到组织规模和管理幅度的影响。

2. 规范性

规范性指组织依靠规则和程序引导职工行为的程度。建立健全各项规章制度。

3. 集权性

社区卫生服务组织可根据其功能、目标、任务等适当采用集权或分权的决策方式,抓大放小。

（二）组织结构的设计程序

（1）确定组织目标。

（2）确定业务内容。

（3）确定组织结构。

（4）配备职务人员。

（5）规定职责权限。

（6）系统组合。

（三）组织结构的基本类型

1. 直线组织（单线型组织）

社区卫生服务中心直接领导、指挥和控制各全科诊疗科室。优点:结构简单,反应迅速,工作效率高。缺点:要求领导人员通晓多方面知识和拥有较强能力。该组织结构只适用于组织规模较小、管理层次较简单的小型组织（见图 2-1）。

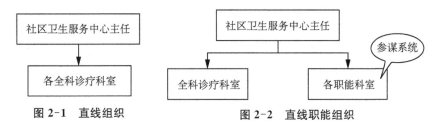

图 2-1　直线组织　　　　　　图 2-2　直线职能组织

2. 直线职能组织

直线指挥部门和人员有决定权和指挥权。职能（参谋）部门和人员是参谋助手,对下级直线职能部门提供建议和业务指导（见图 2-2）。

3. 矩阵组织

矩阵组织结构是在直线职能组织结构的基础上,增加了横向的机构系统。医院按任务的项目与规模进行设置,如科研组织。这种组织的人员大多数从业务或职能科室调用而来（见图 2-3）。

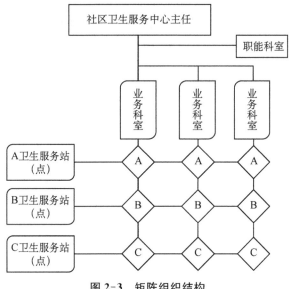

图 2-3　矩阵组织结构

四、社区卫生服务的组织体系

（一）含义

社区卫生服务组织体系，是贯彻落实国家的社区卫生服务工作方针、政策，领导全国广大城市开展基层卫生工作，制订和落实基层卫生工作计划，组织社区卫生服务专业人员，运用医药卫生科学技术的成果和适宜技术，推动和开展社区卫生服务工作的专业组织系统。

（二）构成要素

1. 社区卫生服务组织的管理目标
（1）为社区居民提供基本医疗和公共卫生服务。
（2）满足居民的基本卫生服务需求。
（3）提高居民健康水平。
2. 社区卫生服务组织的分工与合作
（1）分工是把各项职能进行分解。
（2）合作是各个职能部门联合起来。

（三）我国社区卫生服务的组织设置原则

（1）要符合事业单位改革和医疗卫生体制改革的方向以及区域卫生规划的要求。

（2）要立足于调整现有卫生资源，避免重复建设。

（3）要统筹考虑地区之间的经济发展差异，保障城市居民享受到最基本的社区卫生服务。

（4）政府举办的社区卫生服务机构为公益性事业单位，按其公益性质核定的社区卫生服务机构编制为财政补助事业编制。

（5）机构设置要方便群众就医。

（6）人员编制的核定要保证社区卫生服务机构最基本的工作需要。

五、社区卫生服务的网络建设

（一）基本概念

城市社区卫生服务网络是以社区卫生服务中心（站）为主体，以其他医疗卫生机构为补充，以二、三级医院和防保机构为指导，与上级医疗机构实行双向转诊、条块结合、以块为主，基于城市街道、社区居委会而建立起来的基层卫生服务网络。

（二）政府领导、部门配合，推动社区卫生服务健康持续发展

发展计划部门要将社区卫生服务纳入区域卫生规划和社会发展总体规划，合理布局社区卫生服务机构。

财政和卫生行政部门要调整卫生经费的支出结构，按社区卫生服务人口安排社区预防保健公共卫生服务所需要的工作经费。

劳动和社会保障部门要把符合要求的社区卫生服务机构作为职工医疗保险定点医疗机构，把符合基本医疗保险有关规定的社区卫生服务项目纳入基本医疗保险支付范围。

物价部门要建立和完善社区卫生服务的价格体系。

民政部门要将社区卫生服务作为指导各地进行社区建设和开展社区服务工作的重要内容，把支持开展社区卫生服务作为考核和表彰模范街道、居委会和社区服务中心（站）的条件。

人事行政部门要支持和指导卫生行政部门加强社区卫生服务专业技术人员和管理人员队伍建设。

教育行政部门要支持和指导卫生行政部门建立以毕业后医学教育为核心的全科医学教育体系。

建设行政部门要在新建或改建城市居民居住区时，把社区卫生服务设施纳入建设规划。

（三）社区卫生服务网络组建

政府牵头，一网多用。目前在我国基层卫生工作中已有众多垂直建制的卫生服务与管理网络，如初级卫生保健及健康城市活动工作网、爱国卫生委员会、红十字会及各种健康教育网、卫生防疫、专科或专项疾病防治网、妇幼保健与生殖健康保健工作网和医疗保健网等等。这些网站涉及的工作部门众多，且由于定位不准、分工不清，效率与质量往往不高。这种运行机制存在的问题是各行其是，难以统筹管理，不能把各种力量加以集合、协调与互动。从管理体制上来说，尽管上面有千条线，但贯彻下来都要落实到同一个社区，因此社区要按一网多用的原则组成一个结构完整、统一管理、分工合作、各负其责、高效运转的社区卫生服务网络。该网络要做到：一是功能定性：实行卫生行业管理，提供预防、治疗、保健、康复、健康教育等功能综合化、一体化的基层医疗卫生服务，还应做到公平合理，方便快捷。二是功能定位：按照 WHO 的要求，理想的社区卫生服务系统应发挥首诊功能，成为居民进入国家卫生系统的门户，履行转诊和医疗保健系统守门人的职责。社区医院不应再走大医院专科化发展的道路，它不再是大医院的补充或附属，而应按照全科医疗的模式发展。社区卫生服务机构有具体而明确的服务内容、服务范围和服务对象。三是功能定向：社区医生应以本社区的服务对象、居民及其家庭的健康为中心，以防治常见病、多发病为重点，协调利用各种卫生资源，提供以基本医疗卫生服务为主，兼顾其他不同层次的多种需求的服务。

1. 落实区域卫生规划，实行属地管理，资源共享

我国传统的大而全、小而全的机构建制模式和按系统隶属关系形成的条块分割、各自为政的服务体系，严重地阻碍了我国的社会发展与进步，使我国在卫生经费投入不足的同时又存在处处可见的、惊人的卫生资源浪费现象。我国的社会发展水平还不高，而社会发展的程度主要体现在社区综合发展上。应坚持属地管理原则，加强卫生行业管理，按照适度规模、布局合理、结构均衡、供需平

衡的要求配置与管理卫生资源。应建立合理的补偿与运转机制,促进卫生人力资源的合理流动和大型医疗仪器设备的合理使用。

2. 推行全科医疗服务模式

全科医疗是目前唯一可行的以居民健康为中心的服务模式,尤应注意以下五个方面:①全科医生应以个体为服务对象及主要为家庭提供医疗服务,并应积极开展个体预防工作;②要体现以服务对象、以健康为中心的综合性协调性且连续负责的服务模式,而不是原来的门诊搬家;③全科医疗不等于各专科服务的简单叠加;④全科医生借助全科医学的理论与技能,重在常见病多发病的防治与健康维护,不可能什么都会,社区卫生服务仍需要专科医生;⑤应通过全科服务,使人人能有自己的保健医生,才称得上落实到人,服务到家,使"以健康为中心"不再是一句口号,到那时,人人享有卫生保健的目标才能在较高水准上真正实现。

3. 预防为主,防治结合

社区卫生服务机构是承担一、二级预防的主体,是预防工作最重要的部分,预防为主、防治结合是做好社区卫生服务的关键,是实现医学模式转变的突破口。预防工作可分为群体预防(即公共卫生工作)和个体预防。从发展趋势看,随着社区卫生服务水平的不断提高,前者将不断强化卫生管理、卫生监督、监测和人群健康保护,政府行为的色彩越来越重,而后者将主要由社区临床医生,特别是全科医生来承担。社区卫生服务对服务对象的健康负责,防保与公共卫生人员以群防群治为主、兼顾个体,而社区全科医生则以建立在医疗基础上的个体化预防为主,延伸出去亦可顾及群体预防工作,这就要求社区卫生服务要做到医防融合。

4. 树立社区意识,加强精神文明建设

改善医患关系,重视医德,努力改善医患关系是加强精神文明建设的重要内容之一。目前开展社区卫生服务的显著成效之一就是把党和政府的温暖送到社区居民中,使老百姓感到省时、省力、省钱、省心,受到了群众的欢迎。全科医疗服务模式,要求改变专科医生居高临下的地位,实现医患关系的地位平等,要求全科医生服务对象明确,职责清楚,努力为维护居民健康而与之建立长期密切合作的医患关系。随着我国市场经济的发展,社区建设成为实现社会化的重点。社区文化、社区意识要突出社区居民的健康素质要求。社区卫生服务更强调居民的自我保健意识,维护健康必须成为医患双方共同的责任,应及时建立居民自我保健责任制。

5. 因地制宜,量力而行,分阶段实施

我国幅员广阔,各地经济与社会发展不平衡,社区卫生服务的资源与水平也很不一致,故要注意因地制宜,量力而行,分阶段实施网络建设。

第三节　社区卫生服务主要管理模式

随着经济社会的快速发展,社区卫生服务显得日益重要,它不仅是解决群众看病难、看病贵问题的有效途径,而且是实现人人享有基本医疗卫生服务的重要环节。

一、城市社区卫生服务的主要管理模式

(一) 社区卫生服务管理中心

(1) 社区卫生服务管理中心直属卫生健康委员会(简称"卫健委")管理,为卫健委下设的独立法人事业单位。其主要目的是保证社区卫生服务的规范化管理。管理中心的主要职责包括:对辖区内社区卫生服务机构财务管理的监督、人力资源的准入和培训、技术标准的采用和服务领域或项目的选择、药品耗材的统一采购和集中配送、服务质量的监督管理等。

(2) 社区卫生服务管理中心隶属于卫健委某职能部门管理,如隶属于基妇处(科)。这种方式是将社区卫生服务管理中心置于专门科室和专人管理之中,这也是对社区卫生服务管理的一种职能分工。

(3) 社区卫生服务管理中心隶属于地方街道社区服务管理中心管理。在街道社区服务管理中心成立社区卫生服务管理中心,政府为了发挥街道办事处在政府失灵和市场失灵情况下的某些社会职能,如社保、环卫、绿化、敬老和文体等社会职能,将原街道办事处下的社区服务中心、社区文体中心、社保中心、环卫所、绿化办和敬老院等事业单位分离出来,成立社区服务管理中心。这一机构作为独立的法人组织,承担从政府剥离下来的事务性工作,包括卫生服务。

(二) 政府主办管理社区卫生服务中心

城市社区卫生服务的目的就是解决社区居民的主要健康问题,满足社区居

民的基本卫生需求,保障健康,提高生活质量。目前我国存在不同类型的社区卫生服务模式,包括政府举办社区卫生服务管理模式、企事业转制社区卫生服务管理模式、私人举办社区卫生服务管理模式等。

上海市政府确立了社区卫生服务管理模式,2020年上海市卫健委印发《上海市社区卫生服务机构功能与建设指导标准》,明确政府职能,发挥各级政府在社区卫生服务体系规划、机构设置、保障运行中的主体责任,根据城乡不同区域,合理布局社区卫生服务机构,鼓励资源邻近共享和社会资源参与,建设符合城乡特点、均衡发展的社区卫生服务体系,促进社区卫生服务中心成为政府履行基本卫生健康职责的公共平台。每个街道(镇)应设有1个社区卫生服务中心。常住人口超过10万的,每新增5万—10万人口,增设1个社区卫生服务中心或分中心;服务人口在10万以内,服务面积超过50平方公里的街道(镇乡),应合理增设社区卫生服务中心或分中心。社区卫生服务站和村卫生室应按照就近、便捷原则设置。城区按照3—5个居委的地域、1万—2万常住人口或步行15分钟距离设一个社区卫生服务站。涉农地区原则上每个行政村设置1个村卫生室(社区卫生服务站),面积大于5平方公里的行政村,可再增设1个村卫生室(社区卫生服务站)。

（三）行业分散管理

行业分散管理模式指医院设置的社区卫生服务中心(站)由医院自行管理,按照自己的管理方式运营。地方卫生行政部门负责验收、准入、业务指导、培训、医疗纠纷等管理。这种模式的特点是在政策上享受国家规定的社区卫生服务优惠政策;在补偿机制上,政府不承担公共卫生等投入,所有投入由主办单位、个人、集体以股份制形式承担;在运行模式上是市场化运作。

（四）社区卫生服务中心(站)一体化管理

这种模式在县级地区比较典型,类似乡镇卫生院、村卫生室的人、财、物一体化管理。社区卫生服务中心在自己所辖范围内设置若干社区卫生服务站,其行政、业务、财务、人员等方面归中心统一管理,由中心根据经营情况和绩效考核决定人员的报酬和奖惩。

（五）委托经营(管理)

这种方式是在卫生行政部门组织下,以招标或其他方式委托某一机构或组织经营管理社区卫生服务,地方政府和卫生行政部门为社区卫生服务提供发展的政策环境,不承担公共卫生等方面的投入,而是由委托机构自行负责,遇到特殊性突发性公共卫生等事件,由地方政府视情况进行财政投入。

二、中小城市社区卫生服务管理模式

比较具有代表性的是新疆石河子市通过几年的探索和实践,建立了比较符合中小城市实际的社区卫生服务框架体系和管理模式。根据医疗资源情况,石河子市的社区卫生服务的网络体系按照 3 个层次建设:社区卫生服务决策机构(决策层),即市社区卫生服务工作领导小组;社区卫生服务管理指导机构(管理指导层),即市社区卫生服务管理指导中心;社区卫生服务机构(实施层),即社区卫生服务中心(站)。通过完善 3 个层次的功能,各司其职。各层次主要职责为:

决策层:制订社区卫生服务的有关配套政策,协调解决社区卫生服务发展中所遇到的各种具体问题和困难,为社区卫生服务工作的开展提供良好的社会环境。

管理指导层:对全市的社区卫生服务机构进行统一管理和技术指导,既有行政管理的职能,又有业务指导的职能。

实施层:面向社区人群提供"六位一体"的基本公共卫生和基本医疗服务。

三、农村社区卫生服务管理模式

1998 年开始,我国开始农村基层卫生服务体系改革,探索规范农村社区卫生服务的标识、目标、对象、各项工作的系统管理方法和评价标准。建立健全县、乡、村农村社区卫生服务的各项规章制度、统计信息管理和资料档案管理,并以政府名义制定了区域卫生规划和设置原则,加强村级社区卫生服务站的总量控制,合理布局,严格管理,建立准入和退出机制。实行一体化管理,逐步将乡村医生转为卫生系统的正式职工,实行人员聘用制,乡村联用,统筹安排,完善管理制度,统一管理模式。使用统一的农村社区卫生服务标志,实行统一医疗文件、统一规章制度、统一健康档案模式、统一新农合管理标准、统一慢性病的指导治疗。

近年来,全国不少地区在发展农村社区卫生服务事业中,打破了医疗机构隶属关系,坚持实行区域卫生规划。乡镇卫生院通过转型成为社区卫生服务中心,村卫生室转型为社区卫生服务站,对现有卫生资源不足的,坚持在政府加大投入的基础上,吸引多方投资,兴建或改建社区卫生服务机构。政府投入重点用于发展社区卫生服务中心。

第四节　社区卫生服务的组织文化

一、基本概念

（一）组织文化

组织文化,是指在组织系统中居主导地位的价值观体系、管理哲学、道德观念、科学技术文化水平,以及表现这些理念性事物的规章制度等。组织文化是组织全体员工上下一致共同遵守的道德规范和行为准则及相关因素的有机体系。

（二）社区卫生服务的组织文化

社区卫生服务的组织文化是长期的医疗卫生实践活动和管理活动中的创造的无形精神,包括医务人员的共同理想、信念追求、思想情操、价值观念、行为取向、技术水平、管理风格、生活方式等方面。社区卫生服务的组织文化是员工普遍认可和遵守的具有社区卫生特色的价值观念,反映社区卫生机构的群体意识和精神面貌,有导向、激励和凝聚作用,是社区卫生服务机构生存发展的精神支柱和力量源泉。

二、社区卫生服务组织文化的结构与内容

（一）组织文化的结构

1. 组织文化的层次结构

从文化的角度来看,社区卫生服务组织文化分为物化部分、制度部分、精神部分。从管理角度来看,社区卫生服务组织文化由显性部分和隐性部分构成。

2. 组织文化各层次间的制约关系

精神层决定制度层和显现层;制度层是精神层的显现形式和物质层的中介、桥梁和纽带;显现层是精神层和制度层的表达形式。

（二）社区卫生服务组织文化的内容

1. 组织体系内部的价值观

组织体系内部的价值观是指领导和全体员工对该组织的社区卫生服务活动和人们的行为有什么样的价值以及价值高低的一般看法或基本观点。它是组织文化的基本组成部分，为组织的生存和发展提供了方向，为组织成员形成共同的行为准则提供基础性保障。

2. 精神文化

精神文化是社区卫生服务中心文化的灵魂和支柱，决定着社区卫生服务中心文化的性质和方向，集中反映了职工的思想活动、一般心理状态和精神面貌，是职工对社区卫生服务中心的发展命运和未来所抱有的希望。其内容包括价值观念、政治信仰、思想意识、心理态势、道德风尚等。社区卫生服务中心精神文化是文化精神建设的核心内容，如：全心全意为人民健康服务；关心集体、乐于奉献的精神；注重科学、严谨治学的求实精神；等等，都是精神文化的具体体现。

3. 制度文化

制度文化是具有社区卫生服务中心文化特色的各种规章制度、道德规范和行为准则的总和，其包括组织制度、人事制度、医疗制度、管理制度等。制度具有权威性，一经确定，就必须执行。通过制度的制订，对员工的个体行为进行规范、协调和控制，提高全体职工的思想素质和主人翁意识。制度文化作为社区卫生服务中心文化建设的一个重要方面，在社区卫生服务中心的建设发展中起到了重要的保证作用。

4. 科学技术与文化水平

社区卫生服务组织的素质归根到底取决于该组织全体员工的科学技术和文化教育水平。对医护人员进行智力投资，加强文化科学知识教育，从根本上改变医护人员的文化素质和精神面貌。

5. 行为文化

行为文化是社区卫生服务组织中心全体人员在履行各自职责过程中产生的动态文化，集中反映了人的觉悟、素质和教养，其包括医疗过程中的医疗行为、科教、文体娱乐、人际关系活动过程中产生的文化现象，也是对社区卫生服务中心精神文化、制度文化的反映。

6. 物质文化

社区卫生服务中心的物质文化通过其实体的物质形式表现出来,主要包括社区卫生服务中心的院容院貌、医疗技术设备和文化基础设施等硬件,如具有特色的中医服务区建筑、合理的布局和舒心的装潢。建筑的独特性本身就反映出社区卫生服务中心的文化特色。社区卫生服务中心在建设过程中的论证、选址、规划、设计、建造和重扩建都体现着它的文化内涵。布局是社区卫生服务中心的特色物质文化的延伸。合理的布局有利于患者便捷地完成诊疗过程;有利于患者和医护人员之间及时沟通交流。医疗仪器设备及相应的配套设施在符合社区卫生服务中心配备标准的同时,应根据所服务区域老百姓的需求,进行相应的调整,并具有自身特色。如以康复及中医服务为特色的社区卫生服务中心,相关的仪器设备配置必然相对齐全,并占有较大的比重。

三、社区卫生服务组织文化的特征

1. 观念性与实践性的统一

社区卫生服务组织文化表现为一种群体意识,是组织内员工跟随组织领导者在社会实践中产生并发展起来的。组织文化必然反作用于行为,使组织的各种业务处于某种意识形态的影响支配下,组织文化最终是为组织的业务实践服务的。

2. 无形性与有形性的统一

组织文化所包含的价值观念、道德规范、经营理念、心理因素等,是组织群体心态,具有无形性。这种"难以看得见、摸得着"的无形资源,却是通过组织中各种有形的载体(如组织的设备、设施、技术和服务等"硬件")体现出来的。

3. 稳定性与变革性的统一

组织文化随着社区卫生服务机构的组建、成长、壮大而发展和完善,一旦形成,将长期影响该组织的群体行为。稳定性不是绝对的,其顺应组织生存发展环境的变迁而变迁。

4. 个体性与共同性的统一

共同性体现社会的经济形态、价值观念、精神文明建设等。共同性中突出个体性,挖掘自身优势,体现机构的性质、规模等特点,职工队伍的思想道德素质、技术业务素质等,机构服务的特点。

四、社区卫生服务组织文化的功能

（一）导向功能

组织文化的导向功能表现在以精神理念和价值观念为核心，通过文化的教化、熏陶和影响，职工在潜移默化中接受共有的价值观念，并以此作为行动的方向和准则，在共享价值观的基础上将个人目标贴近群体目标。社区卫生服务中心文化的形成，使其具有一种"文化定式"，能把职工的努力方向引导到实现社区卫生服务中心的发展目标上来。

（二）激励功能

激励功能就是通过外部刺激，包括精神的、物质的激励，使员工们产生一种高昂的激情、奋发进取力量的效应。在优秀的社区卫生服务中心的文化氛围下，员工们都有各自的岗位职责，拥有领导的充分信任，同事之间的和谐相处、互相尊重以及对先进楷模的宣传，能够激励员工们朝着共同的价值观和理想信念奋斗。

（三）凝聚功能

社区卫生服务中心文化的凝聚功能是指文化使广大职工对医院的发展目标、行为准则、价值观念产生认同感，从而对本职工作产生强烈的使命感，进而对社区卫生服务中心产生一种向心力，把自己的理想和行为与社区卫生服务中心联系在一起。社区卫生服务中心员工群体之间形成强大的凝聚力，有利于他们紧密联系在一起，同心协力，为了适应社区老百姓不断增长的、多样化的健康需求而奉献，努力工作。

（四）辐射功能

社区卫生服务中心文化一旦形成较为固定的模式后，不仅会对社区卫生服务中心员工群体的行为产生影响，也会通过各种渠道对社会产生影响。社区卫生服务中心提供的预防、保健、医疗、康复等各项服务是面向社区、服务大众的。全科团队更是通过上门服务、建立健康档案、健康促进等活动与街道、居委会和众多的社区群众建立了千丝万缕的联系。因此，社区卫生服务中心文化对社会的辐射性很强,辐射面很广。社区卫生服务中心通过建设健康教育场所、患者俱乐部等各种形式,增强医务人员与患者以及患者之间的沟通和交流,将健康知识、健康理念传递给广大患者与群众,在达到服务目的和服务效果的同时,也呈现了社区卫生服务中心各自特有的文化形象。

（五）约束功能

约束功能是指社区卫生服务中心文化中的观念文化、道德文化和制度文化通过思想观念、道德规范和规章制度对医院的行为加以约束。相对于规章制度这种"硬约束"来讲,思想观念和道德规范的约束属于"软约束"。而社区卫生服务中心文化建设更偏重于"软约束"。社区卫生服务中心文化是一种无形的行为准则,它可使员工们自觉遵从社区卫生服务中心文化的价值取向和信念进行自我规范和自我管理,这种员工群体的自我约束和自我修正往往能取得规章制度强制规定未必能达到的效果,从而有效保证了社区卫生服务中心总体目标和服务宗旨的实现。

五、社区卫生服务组织文化的建设方法和程序

（1）确立发展目标。
（2）打造组织形象。
（3）培育组织风气。
（4）注重发挥领导和模范人物的示范作用。
（5）从关心和满足职工需要入手。
（6）加强对职工科学文化素质的培养。

六、社区卫生服务构建组织文化的 5 个阶段

（一）研究创建阶段

对社区卫生服务组织文化的有关内容进行广泛收集和系统整理,有针对性地提出符合机构实际的组织文化建设目标的初步设想,发起倡议,动员员工积极参加。

（二）培育形成阶段

将组织文化建设的总目标和总任务分解到组织内各部门、各业务环节。

（三）分析评价阶段

评价前一阶段的成功与失误，提出改进的办法与措施。

（四）确立与巩固阶段

在分析评价的基础上将符合时代精神和组织实际的经验加以总结，加工成通俗易懂、有激励作用的文字形式，进一步推广。

（五）跟踪反馈阶段

根据基层实际情况的反馈信息，调整组织文化以适应环境的变化和社区卫生服务的深入发展。

案例　　**国外社区卫生服务运行及管理模式**

一、澳大利亚

澳大利亚政府通过制度安排和项目管理等方式对各类社区卫生服务机构提供支持，全面的医疗保险制度使社区卫生服务奠定了良好的经济基础，保证了稳定的投资来发展社区卫生服务。澳大利亚的社区卫生服务主要以健康促进为核心，所有居民免费享受相关的医疗卫生保健服务，政府根据服务情况进行拨款，服务的项目数越多、内容越广、对象越多、质量越好，获得的经费就越多。同时，政府对卫生开支的支付和控制还要建立在双向转诊体系的基础之上，社区医疗机构的医生根据患者的病况转诊给有关专科医院的医生，而治愈后的病人会转到社区卫生服务机构继续接受保健康复服务，使健康状况不同的居民获得更为经济的卫生服务，在合理利用资源和降低卫生费用方面起了积极作用。全科医生与护士是澳大利亚社区卫生服务的骨干力量，其人员的准入、考核评估由全科医师协会负责，并且提供必要的信息技术并实施继续医学教育，培训周期长、综合素质高、协调能力强，是澳大利亚社区卫生服务人员构成的主要特点。

二、英国

英国的社区卫生服务体系采用的是国家经营管理模式,由专属部门国家卫生服务系统(NHS)负责管理卫生保健及相关事务,并为全民提供健康保险。

在英国,社区卫生服务机构覆盖面非常之广,各个社区医疗机构之间的营业时间是互补的,以满足患者的不时之需,政府通过协议按区域对其提供的服务进行管理,大多数居民都与社区卫生机构的全科医生签署卫生保健合同,医患之间靠法规制度保持连续性的关系,全科医生负责居民医疗服务,并与相关专业卫生人员协调合作,以保健和疾病预防为前提,以按需诊疗为方式,共同提供卫生服务和健康咨询;英国居民享有免费医疗服务,但除急诊患者外都必须先咨询自己的注册全科医生,并通过全科医生进行有关的转诊。

社区卫生服务机构的基础团队由全科医生、护士、社会工作者等专业人员组成,机构和全科医生的设置通过该机构全科医生的注册居民数量来调节。全科医生与国家卫生主管部门也建立了一种合同关系,他们的收入取决于注册居民的数量、工作年限和从事预防保健的工作量等。

三、美国

美国的市场机制在平衡调节卫生资源上发挥了主要作用,其实行以各种健康保险制度为核心的多元化医疗卫生服务制度,发达的健康保险制度成为为社区卫生服务筹资的有力保障。美国的社区卫生服务没任何机构或团体对其进行操纵与管理,政府只进行有限的宏观调控,市场的利益竞争促使各卫生服务机构提供更好的服务,医患之间的关系完全建立在信任的基础上,若医生的技术或服务不能使患者满意,其医疗收入将受到影响。美国社区卫生服务机构对于医生的素质、学历、技术培训等都有较严格的规定,通过医师协会对医师资格考试的有关规定来控制医师数量;服务内容多样,包括家庭医疗服务、牙医服务、围产保健、儿童保健、营养指导、精神与生理卫生以及老年保健等。在美国,社区卫生服务机构与其附近的综合性医院关系密切,社区医生可以使用医院的病床及诊疗设备,对自己带来的病人进行检查或转院,与医院医生一同制订治疗方案,使社区卫生服务与医院服务形成了一个连续的过程,从而提高了社区卫生服务的水平。

思考

1. 国外社区卫生服务管理模式有哪些特点?
2. 国外社区卫生服务管理模式对我国社区卫生服务运行及管理模式有哪些启示?

第三章

社区卫生服务模式

第一节　家庭医生制服务

一、家庭医生制概念及发展

（一）家庭医生制概念

家庭医生制是指通过签约方式,具备家庭医生条件的全科医生与签约家庭建立起一种长期、稳定的服务关系,以便对签约家庭的健康进行全过程维护的服务制度。

（二）家庭医生制发展

2005年起,北京、上海、杭州、成都等城市引领的新一轮社区卫生服务改革,抓住了卫生体制改革中"公益性问题"这一症结,并围绕着社区卫生公益性实施了一系列体制机制改革,为国家新医改找到了重要突破口。2005年年底,作为上海市首批实施社区卫生服务综合改革试点的长宁区,率先创新推广全科服务团队模式,并推行家庭签约制服务,但当时的服务基础、人才队伍、政策环境尚不能完全支持签约制服务。

2006年,国务院召开社区卫生工作会议,审议通过了《关于发展城市社区卫生服务的指导意见》①,明确了发展社区卫生服务的总体方向、基本原则和执行

---

① 国务院办公厅.关于发展城市社区卫生服务的指导意见(国发〔2006〕10号)[EB/OL]. http://www.gov.cn/zwgk/2006-02/23/content_208882.htm. 2006-02-21.

框架。

2007 年，上海徐汇、闵行、青浦、金山等区开始从不同角度探索责任制医生健康管理模式；2008 年，长宁区周家桥街道社区卫生服务中心率先在区内试点居委责任制医生健康管理模式探索；2009 年，家庭健康责任制工作纳入区卫生局重点工作，并制定《长宁区家庭健康责任制工作实施方案》，在全区试点探索。

2010 年下半年开始，上海、北京、武汉等城市在社区卫生服务发展中，先后提出"家庭医生"服务的概念。2010 年 8 月 10 日，在"城市与健康国际论坛"上，上海市原副市长沈晓明首次提出上海将全面推行建立家庭医生制度。

2011 年《国务院关于建立全科医生制度的指导意见》①颁布，从全科医生制度顶层设计上描绘了全科医生制度的蓝图。上海配合国家新医改方案，试点推进五项重点工作，试点家庭医生制就是其中一项，全市 10 个区县参与试点工作，并于 2011 年 4 月成立全市首个家庭医生工作室——陈华工作室。

2012 年 10 月，原医改办确立 10 个国家级试点地区，包括上海市长宁区、北京市西城区、武汉市等，进一步推行"6＋X"式的全科医生执业方式和服务模式改革，探索建立家庭医生签约服务模式。2015 年，国务院办公厅《关于推进分级诊疗制度建设的指导意见》②明确基层签约服务制度为建立健全分级诊疗的保障机制。2016 年 6 月，原医改办等七部门联合出台《关于推进家庭医生签约服务的指导意见》③，要求进一步加快推进家庭医生签约服务，截至全国家庭医生签约服务工作初具规模，已有 27 个省（份）印发了推进家庭医生签约服务的指导性文件或实施方案。

（三）家庭医生制服务模式

在结合当地社区卫生服务能力和居民需求的前提下，已形成了适合当地家

---

① 国务院办公厅. 国务院关于建立全科医生制度的指导意见（国发〔2011〕23 号）[EB/OL]. http://www. gov. cn/zhengce/content/2011-07/06/content_6123. htm. 2011-07-06.
② 国务院办公厅. 关于推进分级诊疗制度建设的指导意见（国办发〔2015〕70 号）[EB/OL]. http://www. gov. cn/zhengce/content/2015-09/11/content_10158. htm. 2015-09-11.
③ 国务院医改办等. 关于推进家庭医生签约服务的指导意见［国医改办发〔2016〕1 号］[EB/OL]. http://www. moe. cn/s78/A24/A24_zcwj/201606/t20160613_267409. html. 2016-05-25.

庭医生签约服务的发展模式,如上海的"1＋1＋1"、福建厦门的"三师共管"、浙江杭州的"医养护一体化"等多种服务模式。

1. 上海"1＋1＋1"签约服务模式

居民在自愿选择社区卫生服务中心家庭医生签约的基础上,再选择一家区级医院、一家市级医院进行组合式签约。社区居民签约"1＋1＋1"后,家庭医生可优先为其提供基本诊疗、健康咨询、健康评估、社区康复等服务,制定并实施有针对性的健康管理方案,协助签约居民开展医疗费用管理。同时在签约组合机构内,签约居民可优先享有上级医疗机构专家门诊预约号源,优先获得转诊至上级医疗机构专科诊治的资源。此外,针对慢性病签约居民,家庭医生可单次满足所需品种治疗性药物 1—2 个月的用量,给予长处方便捷服务。针对双向转诊内的签约居民,家庭医生可延续上级医疗机构所开的长期用药医嘱,开具与上级医疗机构相同的药品,实行延续上级医院处方的惠民服务。

签约居民通过比较这种签约与不签的不同之处,增强了优惠便捷服务"获得感",对家庭医生的信任度和"黏性"也随之提升,家庭医生成为签约居民名副其实的"贴心人"和健康"保护人"。

2. 福建厦门"三师共管"服务模式

"三师共管"服务模式以慢性病为突破口,以老年人为重点,由大医院专科医师、基层家庭医师和健康管理师共同组成"三师共管"团队服务模式。专科医师负责明确诊断与治疗方案,并带教、指导基层的全科医师;全科医师负责落实、执行治疗方案,进行病情日常监测和双向转诊;健康管理师则侧重于健康教育和患者的行为干预。"三师共管"不仅形成了"医防融合、防治结合"的服务模式,而且"上下联动"较好地解决了患者的信任度问题。

3. 浙江杭州"医养护一体化"服务模式

浙江杭州"医养护一体化"亦是以老年人及慢性病患者为重点服务对象,杭州市原卫健委联合财政局、人社局、物价局等多部门,使得卫生与财政、医保、价格、人事薪酬等政策联动,并出台了一系列激励机制,保障家庭医生向签约居民提供"医养护一体化"服务。

当前国内各地区的家庭医生签约的服务内容基本包括了基本医疗、公共卫生和约定的健康管理服务;一些地区还根据当地服务能力和需求不同,进一步优化了服务内容,制定了个性化签约服务包,提升了对社区居民的吸引力,提高了签约率。例如,山东青岛在提供基本签约服务包服务的基础上,还推出了重点人群健康服务包、高血压合并糖尿病组合服务包,增加了9—22项具有针对性的医疗服务。

二、家庭医生工作内容

(一)服务对象

以辖区内居民为家庭医生主要服务对象,通过自愿签约提供服务,签约居民及其他家庭成员均是家庭医生的服务对象。辖区社区卫生服务人群包括接受社区卫生服务中心门诊、住院以及公共卫生服务的社区居民。

(二)服务主体

家庭医生制服务以具有2—3年社区临床诊疗工作经历的注册全科医师(包括中医全科医师)资质的人员为主体,家庭医生应具有良好的专业素养、人际沟通能力和协调能力。

(三)服务内容

(1)动态管理居民家庭电子健康档案。

(2)健康教育和健康咨询。

(3)传染病防治。

(4)慢性病管理。

(5)精神病管理。

(6)儿童保健、计划免疫、孕产妇保健的协同管理。

(7)预约医疗门诊服务。

(8)双向转诊。

(9)家庭病床。

(10)突发公共卫生事件应急处置(见图3-1)。

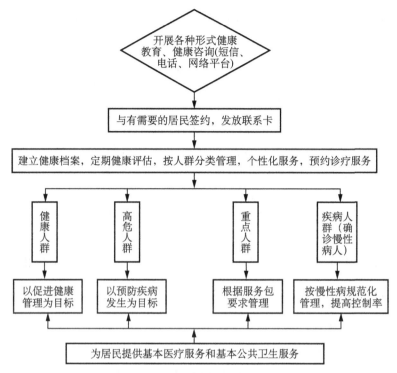

图 3-1 家庭医生服务内容

三、中医家庭医生服务

（一）以制定实施中西医融合基本公共卫生服务包为切入点，探索中医药技术方法融入大卫生健康管理

1. 整合服务内容

按照原有基本公共卫生服务和中医药健康管理要求，制定重点人群、重点病种等中西医结合基本公共卫生服务包。

2. 拓展服务提供主体

将服务提供主体拓展为包括中医医生在内的家庭医生团队全体成员，并分批对全市社区卫生服务中心非中医类医师进行为期半年的中医药基本知识与技能培训。

3. 完善服务流程

明确并细化目标人群发现、干预措施实施、管理信息采集等主要环节中中医药健康管理的基本要求,并与其他条线相应工作相衔接,形成同部署、同实施、同考核的协同推进机制。

(二)以"家庭医生中医药服务示范岗"建设为抓手,探索中医药融入家庭医生团队这一服务模式

根据患者需求调查制定家庭医生中医药核心服务,以家庭医生签约为基础,将饮片、针灸、火罐、推拿、中药、穴位敷贴等16项中医药诊疗技术纳入家庭医生服务,并制定项目动态更新制度,在满足签约患者中医药服务需求的同时,确保服务模式的规范性。该服务模式具有以下特征。

(1)中医全科医生作为团队长,承担签约主体与团队管理责任。

(2)中医医生作为团队固定成员,接受任务分配提供相应服务。

(3)团队中无固定中医医生,由团队全科医生和中医科协同完成相应服务。

(三)完善中医人才队伍建设,确保中医人员的均匀分配和合理利用

中医人才队伍建设是发展社区中医家庭医生服务的关键,通过人才引进和绩效倾斜,在确保每年引进至少一名中医类全科医生的基础上,通过家庭医生队伍配置重新调整,确保中医人员的均匀分配和合理利用,并通过项目建设促进中医家庭医生队伍的年轻化、高学历化和高职称化。

(四)建立标准化工作量为基础的绩效考核方式

结合社区卫生综合改革试点工作,对研究开展的中医药服务按照服务效能进行工作量标准化,对不同权重项目进行平权处理,使中医药服务和其他家庭医生服务具备相同的评价标准,结合服务质量和满意度形成对中医家庭医生的综合绩效考评。

第二节　社区医养结合

一、人口老龄化

根据世界卫生组织(WHO)的定义,如果一个国家60岁以上的人口占总人

口数量 10％,或者这个国家的 65 岁以上的人口占总人口数量的 7％,那么这个国家就将面临人口老龄化的问题。对于全世界人口数量来说,如今的人口老龄化是一个社会广泛关注的问题。老龄化是经济社会进步下人口再生产方式转变的结果,由低生育率和寿命延长共同作用,已成为全球普遍现象。中国的人口基数更为庞大、以往计划生育政策严格推行,面临更为严峻的老龄化形势。

（一）中国老龄化现状

中国人口老龄化程度在全球已处于中上水平。1953—2021 年中国 65 岁及以上人口从 2 632 万增至 2 亿,占比从 4.4％增至 14.2％。从历史上看,1990—2000、2000—2010 年、2010—2020 年老龄化程度年均分别增加 0.15、0.18、0.46 个百分点,老龄化进程明显加快。从国际比较看,根据联合国统计,2020 年全球 65 岁及以上人口占比 9.3％,其中高收入经济体、中高收入经济体分别为 18.4％、10.8％;日本、意大利、葡萄牙老龄化居全球前三,分别为 28.4％、23.3％、22.8％。中国排名 63,但仍高于全球 9.3％的平均水平。

（二）中国老龄化特点

1. 老年人口基数大

中国老年人口规模大,老年人口数量将长期保持世界第一位。1964—2020 年,中国 65 岁及以上人口占全球老人比重从 14.8％升至 25.6％,相当于全球每 4 位老年人中就有一个中国人。根据 2020 年第七次全国人口普查结果显示,60 岁及以上老年人总数约 2.6 亿人,占我国总人数的 18.7％,与 2010 年第六次全国人口普查相比,60 岁及以上人口的比重上升 5.44％。

2. 老龄化速度快

我国人口老龄化进程加快,以每年 3.2％的速度递增,这个比例远高于我国总人口的增长率。2020 年,我国 65 岁以上人口 1.9 亿,占 13.50％,与 2010 年相比增加了 4.63％。

3. 老龄化趋势明显

我国将出现人口老龄化问题。2000 年第五次人口普查数据显示,我国 80 岁及以上人口为 1 199.2 万人,占比为 0.95％;至 2010 年"六普"时,这一数据分别提高到了 2 098.9 万和 1.57％,及至 2020 年"七普",我国 80 岁及以上老年人增长到了 3 580 万人,在总人口中的占比也达到了 2.54％。据预测,到 2050 年 65 岁以上老年人将增加到 33 578 万,比 2000 年增加 2.81 倍,高龄老人将达到 1 亿人,比 2000 年增加 7.18 倍。可见,高龄老人增长速度远远超过老年人口增长速度。

4. 高龄化、空巢老人问题日益突出

80 岁及以上人口将持续增至约 2074 年的 2.1 亿,空巢老人尤其是独居老人增长。老年人口分为 80 岁以下的低龄老人和 80 岁以上的高龄老人,前者健康水平较高,后者健康水平较低。2010—2020 年,中国 80 岁及以上人口从 2 099 万增至 3 660 万,占总人口比重从 1.6% 增至 2.6%。预计到 2035 年、2050 年,中国 80 岁及以上人口将分别增至 8 256 万、15 962 万,占总人口比重分别达约 6% 和 12%。根据《第四次中国城乡老年人生活状况抽样调查成果》,2020 年我国失能老年人达到 4 200 万,空巢和独居老年人已达到 1.18 亿。这将严重弱化家庭养老的功能,祖辈和子代两地分居,子代对祖辈的照顾多来自经济支持,而生活照护、情感支持等家庭养老保障减少。

5. 不同地区老龄化程度有明显的差异

我国区域大,不同地区,经济发展水平不同,人口分布不同,老龄化程度不同,一般在东部的发达地区,人口老龄化速度要高于中西部地区。农村老年人口比例要远高于城镇老年人口。最早进入人口老年型行列的上海(1979 年)和最迟进入人口老年型行列的宁夏(2012 年)比较,时间跨度长达 33 年。

6. 人口老龄化水平与经济发展水平不匹配

我国现阶段经济发展水平低,收入差异大。这种情况下出现老龄化现象,和发达国家有所不同。发达国家在老年人口占据 7% 的比例时,人均收入已经达到 1 万美元,而我国当时的人均收入只有 800 美元,这远低于发达国家。简言之,就是我国未富先老,在人口老龄化趋势面前承受了巨大的压力。

(三)老龄化的卫生需求

1. 居家和社区养老支持

我国养老模式根据居所不同可以分为居家和机构养老两类,目前在机构养老的老年人占老年群体的 1%,99% 的老年人居家养老。但这一现状目前正遭遇冲击,调查表明我国老年人平均子女数量有降低的趋势。80 岁以上的老人平均有 3—4 个子女,而 60 岁年龄组的老年人平均只有 2 个子女。随着独生子女一代的父母陆续进入老年阶段,可以预见未来短期内老年人平均子女数量将进一步减少,并出现"421"家庭(一对独生子女结婚生子后,家庭结构组成为 4 个父母长辈、1 个小孩和夫妻 2 人)。另外,失独家庭以及空巢老人也都将给居家养老带来挑战。

机构养老服务尚无法满足老年人的需求，主要表现为机构床位不足和浪费并存。一方面，我国养老机构和专业护理人员严重不足，按照国际标准"平均每千名老人占养老床 50 张"测算，截至 2022 年年末，全国老年人共需养老床位 1 320 万张，而目前仅有 822.3 万张[①]，床位缺口达近 500 万张，远远不能满足机构养老的发展需要；另一方面，研究表明政府和集体兴办的养老机构入住率较高，而个人兴办的机构入住率较低。

2. 老年人的医疗需求以慢性病管理和接续性医疗服务需求为主，对上门服务的需求也很大

老年患者的问题往往多而复杂，其医疗需求不仅仅是疾病的诊疗，老年人对医疗卫生服务需求还主要集中在住院后的康复服务、健康咨询指导服务、定期体检等方面。

二、医养结合概念及发展

（一）医养结合的概念

"医养结合"是对"传统养老服务概念"的延伸和拓展，我们应在人口老龄化加剧和疾病谱改变的新时期，重新审视和思考养老服务内容之间的关系，并进行适时调整。医养结合的社会养老服务体系实质上就是融入了健康理念的社会养老服务体系，是以医疗服务为支撑的社会养老服务体系，即以当前由"居家养老、社区养老以及机构养老"编织成生活照护服务网为基础，通过发展家庭病床、社区健康养老服务网络、加强养老机构与医疗机构的合作、养老机构内设医院纳入医保结算以及鼓励有条件的医院增设老年病床等手段，为老年人提供集养老服务与健康管理于一体的服务网络，包括基本生活照料、精神慰藉、健康预防、医疗服务、康复护理等。

"医养结合"可视为"整合照料"的一个子概念，它强调老年照顾中的医疗和照护两个方面，并将医疗放在更加重要的位置上，不仅包括日常起居、文化娱乐、精神心理等服务，更重要的是包括医疗保健、康复护理、健康检查、疾病诊治、临终关怀等专业医疗保健服务。医养结合既包括传统的生活护理服务、精神心理

---

① 国家统计局. 中华人民共和国 2022 年国民经济和社会发展统计公报［EB/OL］. https://www.gov.cn/xinwen/2023-02/28/content_5743623. htm. 2023-02-28.

服务、老年文化服务,也包括医疗康复保健服务,具体有医疗服务、健康咨询服务、健康检查服务、疾病诊治和护理服务、大病康复服务以及临终关怀服务等。

(二)医养结合的发展

为推进我国医养结合养老服务不断发展,中央政府出台了一系列相关政策文件。2013 年《关于加快发展养老服务业的若干意见》提到要探索医疗与养老行业合作的新模式,促进医疗养老服务资源相融合。2015 年《关于鼓励民间资本参与养老服务业发展的实施意见》鼓励民间资本进入养老行业,民营养老机构建立与医疗机构同等要求的行业准则规范。2015 年《关于推进医疗卫生与养老服务相结合指导意见》指出到 2020 年,基本建立起符合国情的医养结合机制和政策法规体系,实现医疗与养老服务资源融合共享。2016 年《关于确定第一批国家级医养结合试点单位的通知》确定了 50 个市(区)作为第一批国家级医养结合试点单位。2016 年《人力资源社会保障部办公厅关于开展长期护理保险制度试点的指导意见》强调要建立发展长期护理服务体系[①]。

党的十九大报告中明确提出:积极应对人口老龄化,构建养老、孝老、敬老政策体系和社会环境,推进医养结合,加快老龄事业和产业发展。医养结合是养老服务最核心内容,也是最基础的服务模式,医疗是养老的基础,在健康中国战略下,医养结合将是养老服务业发展中的最大的机遇。

目前我国大部分医疗机构仅为老年人提供门诊和病重时的短期住院治疗服务,缺乏老年病专科门诊和老年病专科医院。养老机构仅提供简单的生活照护,对于医疗保健、康复训练、精神慰藉、心理支持等服务项目涉猎较少。截至 2022 年年末,我国每千名老年人拥有养老床位 31.1 张,与国家目标的 35—40 张有一定差距,养老床位供不应求。但由于缺乏医疗服务,养老机构的床位实际上空置率很高。

三、社区医养结合内容

(一)服务支撑保障

1. 互联网信息服务平台

互联网信息服务平台是社区医养结合服务模式的技术支持和平台载体,发

---

① 人力资源和社会保障部办公厅. 人力资源社会保障部办公厅关于开展长期护理保险制度试点的指导意见(人社厅发〔2016〕80 号)[Z]. 2016-07-08.

挥着指挥、协调、数据积累等重要职能。该平台通常由一个统一的社区养老服务信息平台和三个基础系统(即基础信息数据库系统、养老服务子系统,即业务系统、操作应用系统)组成,并提供与民政部门、社区卫生医疗部门等社会相关部门服务系统的统一接口。

2. 老年评估

老年评估是社区医养结合服务开展的基础。通过对老人进行上门评估,建立健康档案,明确照护等级和收费标准,每季度更新一次,记录完整准确。

3. 巡诊工作机制

巡回医疗小组的人员由社区家庭医生、公共卫生人员、社区护士组成。按照"定期＋按需"的原则,开展连续的巡诊上门服务,内容包括健康体检、老年病检查,常见病、多发病诊疗,发放健康处方,免费测量血压、血糖、心电图、体温、血氧饱和度,进行健康教育等。

4. 转诊工作机制

转诊工作机制是签约医疗机构为签约老人提供就医转诊绿色通道,有效保障老人及时就医。

5. 基层医疗服务机构

社区医养结合服务依托于社区周边医疗资源,充足完善的基层医疗体系能够为社区医养结合发展提供强有力的医疗支撑。

(二) 服务内容

医疗机构根据协议内容提供定期体检、上门巡诊、家庭病床、社区护理、健康管理等基本服务项目。

1. 定期体检

体检设计:通过健康信息收集的相关资料,有针对性地制订个性化的健康检查方案。

体检服务:定期进行适宜的健康检查与监测,由专业人员陪同体检,负责取送体检报告。

体检评估:医院体检中心出具汇总报告,再由健康管理专家会诊评估,并撰写评估报告,对检出的异常指标或疾病,及时安排检后的诊疗服务,跟踪指导保健,并纳入健康管理服务流程。

2. 上门巡诊

对于已发现的老年常见病通过家庭随访的方式进行跟踪,以保证随访对象得到经济、有效的救治。

对于慢性病(高血压、糖尿病、严重精神障碍、结核病、肿瘤、肝炎等)病人开展健康咨询、用药指导、行为干预等。

对于巡诊中发现的病情严重者,建议并负责联系住院或转诊服务,出院后积极做好患者恢复期的康复工作。

3. 家庭病床

家庭病床服务是指对需要连续治疗,又需要依靠医护人员上门服务的患者,在其家中设立病床,由指定医护人员定期查床、治疗、护理,并在特定病历上记录服务过程的一种基层医疗服务形式。

家庭病床服务项目应为适宜在家中开展的诊疗服务,其提供的服务内容主要包括以下两大方面:

(1)检查项目:一般包含血常规、尿常规、粪常规三大常规检查,心电图、测血糖、抽血化验等。

(2)治疗项目:一般包含肌肉注射、静脉注射、静脉输液、皮下注射、换药、褥疮护理、导尿、吸氧、康复指导、护理指导、针灸、推拿等。

4. 社区护理

社区护理的主要服务内容为参与社区诊断工作;负责辖区内人群护理信息的收集、整理及统计分析;了解社区人群健康状况及分布情况,注意发现社区人群的健康问题和影响因素;参与对影响人群健康不良因素的监测工作;参与对社区人群的健康教育与咨询、行为干预和筛查、建立健康档案、高危人群监测和规范管理工作。

5. 健康档案管理

健康档案管理服务包括:

(1)个人历史医疗资料的收集、整理、建档,包括生活方式、行为习惯、体格检查、疾病状态等与健康相关的信息资料。

(2)个人健康信息资料收集,被评估者提供的个人的家族史、健康史、生活方式、膳食结构、体格报告以及相关实验室检查报告。

(3)个人健康状况动态跟踪和记录,包括过去健康状况、曾患病史、现在健康状况、现病史、家族疾病史等状况的演变、警示和全面的动态跟踪与全程的记录与更新维护。

(4)疾病治疗方案及效果评估存档,包括既往病史、现病史的治疗情况与效果评价及调整,对于疾病治疗学具有重要的观察意义。

6. 生活方式管理

生活方式管理是指帮助个体或群体改变行为,降低健康风险,促进健康,预防疾病和伤害。重点是一级和二级预防。主要是通过矫正不良生活方式与行为习惯,对健康状态进行更好的维护和促进,防患于未然。

7. 亚临床管理

亚临床管理包括:

(1) 对体检异常指标制订管理计划,并跟踪督导执行实施行动和效果。

(2) 综合分析影响健康的危险因素,有重点、有步骤地实施预防计划。

(3) 定期安排与健康管理专家、营养保健专家见面咨询,及时了解健康的最新动态,调整健康饮食结构。

第三节　社区分级诊疗

一、分级诊疗概念及发展

(一) 分级诊疗的概念

分级诊疗指按照疾病的轻重缓急及治疗的难易程度进行分级,不同级别的医疗机构承担对于不同疾病的治疗工作,逐步实现从全科到专业化的医疗过程。

分级诊疗制度的内涵,即基层首诊、双向转诊、急慢分治、上下联动。总的原则是以人为本、群众自愿、统筹城乡、创新机制(见图 3-2)。

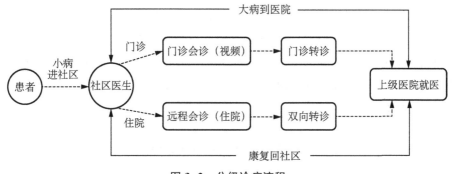

图 3-2　分级诊疗流程

(二) 分级诊疗的发展

1. 三级医疗服务体系和医保制度是分级诊疗格局的雏形(1949—1978 年)

(1) 建立三级医疗服务体系。中华人民共和国成立后,我国卫生事业的发展开始从建立健全医疗服务体系入手。在城市,经过统一布局与规划,市、区两级医院和街道卫生所得以建立,初步形成了城市三级医疗服务体系。1949 年 10 月,卫生部门所属县及县以上医院有 1 650 家,工业及其他部门所属医院 150 家。1951 年 4 月《中央人民政府卫生部公布令》要求:中央及各行政区卫生部门应有计划地健全和发展全国现有的卫生院所,使其适应当前的卫生工作与任务。之后,政府新改建了各种规模的医院,同时将大量个体开业医疗机构和联合诊所改建成街道卫生院。1952 年年底,全国卫生院达 2 123 所。1957 年年底,全国建起了 1.3 万所区卫生所,在农村各级政府通过改造和新建卫生机构等方式,在农村逐步建立了三级医疗服务网。1965 年 6 月 26 日,提出"把卫生工作的重点放到农村去"的号召,政府卫生的投入重点转向农村,国营公社卫生院和集体办卫生院在政府的大力支持下逐步建立并健全起来①。

(2) 城乡建立了较为严格的就诊与转诊制度。在医疗服务体系建立的同时,通过医疗保险制度对就诊进行了较为严格的控制。1952 年,当时的卫生部发布《国家工作人员公费医疗预防实施办法》。1978 年 8 月,《财政部、卫生部关于整顿和加强公费医疗管理工作的通知》②规定:"转诊转院要严格执行国务院批转卫生部、财政部的有关规定,凡未经批准而转诊转院的,一切费用由个人自理,不得报销。"城市医疗服务提供由国家兜底,单位具体执行。报销和转诊的审核也主要由单位负责。城镇居民和职工首先在所属医疗机构就诊,医师根据病情开出转诊单,将病人转到相对应的高一级医疗机构治疗。1979 年 12 月,《农村合作医疗章程(试行草案)》提出合作医疗站要建立健全疫情报告、转诊、巡诊以及孕产妇检查等必要的业务工作制度和学习制度。农民如果就诊专科医生则须遵循严格的转诊程序,否则无法得到合作医疗报销。这些规定加上城乡二元经济对农村人口流动的严格限制,使得大部分农村居民的疾病诊治行为主要在农村卫生机构。

---

① 谢宇,于亚敏,佘瑞芳,等.我国分级诊疗发展历程及政策演变研究[J].中国医院管理,2017,37(3):24-27.

② 财政部,卫生部.财政部、卫生部关于整顿和加强公费医疗管理工作的通知(〔78〕财事字第 156 号)[Z].1978.

　　总体而言,在计划经济体制时期,我国卫生领域的主要任务是建立健全医疗服务体系,扩大医疗服务的供给,同时建立公费医疗、公费医疗和农村合作医疗保障制度,从总体上满足了居民的基本医疗服务需求,保障了居民健康。无论是在农村还是在城市医疗服务体系和医疗保障的结合,从而出现了分级诊疗的雏形。有学者称该时期的分级诊疗为"指定就诊式"分级诊疗。

　　2. 分级诊疗制度出现松动(1979—1997 年)

　　(1)农村集体经济的解体与城市医疗体系市场化对分级诊疗的冲击。20 世纪 80 年代以来,集体经济解体,加上国家对农村卫生机构的投入逐年减少,许多乡镇卫生院陷于衰落甚至解体。村级卫生组织也多由个人承包,成为售药场所,预防保健和计划免疫的工作无人承担,农村三级医疗网底断裂。原来以提供公共卫生和基本医疗服务为主的基层医疗机构面对生存压力不得不转向有利可图的医疗服务,导致三级卫生机构的同质性竞争激烈,不同层级机构的功能定位逐渐模糊,系统分工合作机制形同虚设,乡村卫生机构逐渐失去了为农村居民健康提供预警的功能。这就使得计划经济体制时期形成的医防互动诊疗模式和连续性服务理念被冲垮。1978 年以后,随着以经济建设为中心的发展方向的确立,医疗卫生政策市场化倾向日益明显,大量公立医疗机构市场化。尽管城市在不断强化分级诊疗的概念,但是由于市场化,费用上涨过快,无论是对供方还是需方均约束乏力。如 1984 年 4 月,《卫生部、财政部关于进一步加强公费医疗管理的通知》[①]坚持分级分工医疗的原则;对于享受公费医疗的人员,实行划区定点医疗制度,纠正看病"满天飞"的现象;医疗单位对患有疑难病的干部、职工,应组织医生会诊,积极治疗,并加强对转诊的管理。

　　(2)医疗机构分级制度等对构建分级诊疗制度的探索。1984 年开始,按照当时卫生部的部署,全国全面开展县和县以上城市医疗机构的改革。医院获得了更大的自主权,医院之间的竞争日趋激烈,为了提高竞争能力,各种医疗联合体蓬勃发展。到 1986 年 6 月,全国已有医疗联合体 184 个,实现了城市医疗体系大医院与小型医院之间的内部分级。1989 年,当时的卫生部发布了《医院分级管理办法》,开始根据医院的功能,分别制定不同的目标和标准对医院进行管理。《医院分级管理办法》明确医疗收费应与医院级别挂钩,同时,财政拨款、科研经费、福利待遇等也开始与医院的行政级别挂钩。1994 年下发的《医疗机构

---

① 卫生部,财政部.卫生部、财政部关于进一步加强公费医疗管理的通知(〔84〕卫计字第 85 号)[Z].1978.

设置规划指导原则》对医疗服务体系框架再次进行了明确,提出要建设层次清楚、结构合理、功能到位的一、二、三级医院,建立适合我国国情的分级医疗和双向转诊体系总体框架。但是,长期以来,公立医疗机构条块分割、重复建设的问题十分突出,同时各行业、社会团体的医疗机构自成体系,区域卫生规划难以推行,三级医疗机构功能错位现象十分严重。

在该时期,农村基层医疗体系的解体使得分级诊疗失去了基础,极大了降低了农村地区医疗服务的可及性。城市医疗服务体系则受到了市场化的巨大冲击,尽管在转诊制度、医疗分级等方面有了详尽的规定,但无论从供方还是需方层面皆缺乏有力的制衡手段,医疗费用上涨过快的矛盾突出。同时,因为医疗服务体系较为健全,分级诊疗的制度框架仍相对健全。

3. 分级诊疗制度的瓦解与重建探索(1998—2008 年)

(1)医保制度守门人机制的缺乏加速了城市分级诊疗制度的瓦解。该时期,我国先后建立了城镇职工基本医疗保险制度(1998 年),新型农村合作医疗制度(2003 年)和城镇居民基本医疗保险制度(2007 年)。城镇职工医保实行个人账户和大病统筹相结合的财务模式,个人账户由个人支配,缺乏再分配和约束机制。城镇职工基本医疗保险允许职工自由选择定点医疗机构就医、定点药店购药,城镇居民基本医疗保险参照前者制定,同样给予个人较大选择权。新型农村合作医疗建立之前,农村居民基本自费就医。因此,医保制度的相关规定就决定了就诊具有较强的灵活性,即使医保制度规定了不同等级医疗机构不同的报销比例,但由于报销差距较小,对居民就诊行为的影响并不显著。

(2)从医疗服务体系角度重建分级诊疗制度。1997 年,中共中央、国务院发布《关于卫生改革与发展的决定》,分别针对县医院、乡镇卫生院和村卫生室存在的问题提出了加强能力建设、硬件建设和所有制改革的发展目标。2002 年,国务院发布《关于进一步加强农村卫生工作的决定》,对县、乡、村级卫生机构的地位和职能进行了初步说明。随后原卫生部发布《关于农村卫生机构改革与管理的意见》,强调要加强农村卫生服务网络的整体功能,鼓励各级机构之间的技术协作和支持。2006 年,原卫生部颁布《农村卫生服务体系建设与发展规划》,提出了农村医疗服务体系的框架是"由政府、集体、社会和个人举办的县、乡、村三级医疗卫生机构组成,以县级医疗卫生机构为龙头,乡(镇)卫生院为中心,村卫生室为基础"。

从此,农村的三级卫生服务网络不仅有了比较完整的组织构架,更强调了各级之间要建立联动互助的机制,促使整个网络形成有机整体,更好地发挥作用。

1997年我国开始探索发展社区卫生服务,在《关于卫生改革与发展的决定》中明确提出发展城市社区卫生服务,并提出要把社区医疗服务纳入职工医疗保险,建立双向转诊制度。但是,重建分级诊疗制度并不顺利,随后进行的医保制度改革进一步加剧了这种局面。2006年2月,《国务院关于发展城市社区卫生服务的指导意见》标志着第一次在国家文件中提出"建立分级诊疗和双向转诊制度,探索社区首诊制度试点"。

总之,职工医保政策中守门人角色缺失,建立初期缺少对于首诊和转诊的制度规定,且定点医疗机构多为高等级,助长了居民越级就医的行为,加剧了医疗卫生资源的倒金字塔配置和医疗费用的不合理增长。如果说农村合作医疗和农村医疗服务体系的衰落标志着农村分级诊疗体系解体的话,那么城镇职工医保的建立则加速了城市分级诊疗体系的瓦解。

4. 新医改以来重构分级诊疗制度的实践(2009年至今)

在经历了前几个时期的发展后,2009年新一轮深化医改标志着"导向式"分级诊疗模式的开始。如建立健全基层医疗卫生首诊网络、提高基层医疗服务能力引导居民就诊行为,如在发展社区卫生服务网络和农村卫生服务体系建设的同时强调将分级诊疗制度作为其实现的目标之一。

通过推进基层医疗卫生服务机构与家庭签约的服务模式,来建立固定的医患关系,如全科医生制度、全科医生执业方式和服务模式的提出,包含了为分级诊疗提供基础性条件的目标;通过倡导医疗机构分工协作实现对供方行为的引导,从明确供方功能定位的方面来促进各级医疗机构各司其职,如对口支援、上下联动、公立医院与基层医疗卫生机构分工合作等;通过制定报销差别引导居民就诊行为,如对基层医疗卫生机构和更高等级医疗机构的报销比例逐级递减的原则,希望能够让居民更多地选择前者。2015年,分级诊疗制度的建立则将分级诊疗制度从以前仅作为目标之一,变为"十三五"时期一项系统全面的战略部署。

二、社区在分级诊疗中作用与工作流程

(一)首诊

家庭医生可优先为其提供基本诊疗、健康咨询、健康评估、社区康复等服务,制定并实施有针对性的健康管理方案,协助签约居民进行医疗费用管理。

（二）转诊

除危急重症病例和病人及病人家属强烈要求外，对因技术、设备等能力所限需要转上级医院治疗的病人，在征得患者及家属同意后，全科医生进行登记，填写转诊病情介绍单，联系好上级医院。

做好病情交接工作，为专科医院医生提供病人的健康资料，包括病史、临床检查资料等。

对转诊病人进行随访，随时与专科医生联系，掌握病人在转诊治疗期间的治疗情况以及病情的发展变化。

病人结束在专科医院的治疗后，专科医院要提供转诊期间治疗及用药情况，并把病人转回到社区医疗站，做到双向转诊。

对于长期在外务工或危急重症病人，接诊医疗机构和医务人员应及时告知病人或病人家属转诊规定，督促其尽快向基层医疗机构和县级新农合经办机构报告并补办相关手续。

（三）上下联动，急慢分治

城市三级医院主要为急危重症与疑难复杂疾病的患者提供诊疗服务，指导辖区内医疗服务和医疗质量控制。城市三级中医医院要发挥中医医疗的特色优势，为急危重症和疑难复杂疾病的患者提供中医诊疗服务。城市二级医院主要提供常见病、多发病专科服务和接收三级医院转诊的急性病恢复期患者、术后恢复期患者及危重症未定期患者。县级医院主要提供县域内基本医疗服务、急危重症病人的抢救、疑难疾病转诊，承接上级医院下转危重病人稳定期康复治疗服务，负责对下级医疗卫生机构的业务指导。乡镇卫生院、村卫生室、社区卫生服务机构等基层医疗卫生机构主要开展基层首诊工作，为常见病、多发病患者提供诊疗服务，承接诊断明确、病情稳定的慢性病延续服务（康复、护理服务），同时承担预防、保健、健康教育、计划生育等基本公共卫生服务。

三、医疗保障制度与分级诊疗

（一）医疗保险在分级诊疗体系建设中的作用分析

分级诊疗格局形成的基础条件之一就是配有完备的医疗保障体系。根据国外的实践经验，世界上凡是分级诊疗体系建设比较完善的国家，不论是英国、德国还是美国等,都充分重视医疗保险制度在分级诊疗体系建设中的作用。从某种意义上来说,分级诊疗是医疗保险制度发展到一定阶段的产物,如果没有医疗保险,那分级诊疗则无从谈起,而有什么样的医疗保险体系也就有什么样的诊疗体系。在完善的医疗保险制度下,公民基本人人参加医疗保险,保险机构作为第三方向医院等医疗机构和医生的服务进行付费,这可以规范诊疗行为,实现医疗服务资源的合理有效供给,促进医疗机构市场秩序的良性发展。所以在分级诊疗的建设过程中,必须依托医疗险制度强有力的推动。

具体来说,患者作为医疗保险的参与和保障对象,同时也是医疗服务的需求方,其在就诊时需要受到医保制度的约束。一方面,通过对不同等级的医疗机构设置阶梯式的起付线标准,拉大报销比例差距,可以一定程度上从经济利益层面对一些病人形成"倒逼",从而约束患者不理性的越级就医行为;另一方面,从各级医疗机构的角度,他们既是分级诊疗的载体,也是医疗保险制度管理和约束的对象。对基层社区卫生服务机构而言,如何发挥支付制度的激励作用,使基层医疗机构发挥自主性是医保制度改革的关键。当医保向其倾斜时,一定程度上可以增加其吸引力,使得他们获得相对稳定的病源。同时,也能帮助他们获得一定的医疗资源,从而提升其医疗服务水平。而对大医院而言,同样可以通过采用不同类型的医保支付方式来约束其诊疗行为,激发他们将患者下转的动力。此外,从医保管理部门角度而言,医疗保险和分级诊疗的联动改革有利于控制医疗费用过快增长,缓解医保基金的支出压力,促进医保的良性发展。

因此,综上所述,医疗保险与分级诊疗之间存在着较强的相关关系,科学的医保制度不仅能有效促进患者分流,以经济约束患者的就医行为和大型医疗机构的诊疗行为;也能以经济调动社区医生工作的积极性,不断提高社区医疗机构的管理水平和服务质量。

（二）医疗保险引导分级诊疗的路径

医保支付作为医疗保险制度的重要内容之一,是对患者的一种经济补偿,因而对引导患者的就医行为具有较强的导向作用。为了增强患者到基层就诊的意愿,通过设定差异化的报销比例和起付线标准,通过医保向基层医疗机构倾斜,以期发挥医疗保险的经济杠杆作用。具体来说,随着物质生活水平的提高,患者对生命健康越来越重视,因而往往就会盲目地选择去大医院就医,小病大诊。而根据国内外经验,建立家庭医生或全科医生负责的"守门人"制度是解决这一问题的行之有效的方法。具体做法是在患者与社区或家庭医生之间建立长期的契约式关系,一方面,向居民提供诊疗服务;另一方面,负责患者的转诊工作,根据其病情寻找恰当的专科医生。相比于自由选择模式,守门人模式可以节约费用,合理分流患者,提高医疗资源的利用效率。那么如何促使更多的人选择基层就诊?除了提高基层医疗机构的诊疗水平之外,对选择基层就诊的参保人员提供更高的报销比例也有一定的导向作用。这就是医保政策中差别式报销引导分级诊疗的由来。

第四节　区域性医疗卫生联合体

一、区域性医疗卫生联合体的概念

区域性医疗卫生联合体,也被称为"医联体"。是医疗资源纵向整合的一种实现形式,以三级综合性医院为核心,联合区域内的三级专科医院、二级医院和社区卫生服务中心组成跨资产、跨行政隶属的医疗机构联合体,在联合体内部实行统一行政管理、统一资源配置、统一医疗保险费用预付,达到医疗信息共享,责任利益共同分担的联合体(见图 3-3)。

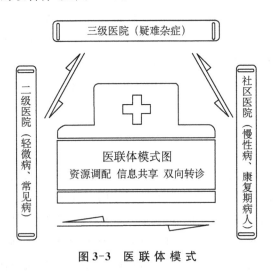

图 3-3　医 联 体 模 式

例如,当地最有影响力的一个医院或者几个医院作为中心医院,与下级区域内所有医院进行连接,让患者在医联体的联盟内,可以享受基层医疗机构与大医院之间的双向转诊，检查结果互认，三甲医院的专家到基层出诊等优质诊疗服务。实现金字塔格局的分层诊疗模式，即小病、常见病、慢性病就医到塔底一二级的基层医院；大病、重病到塔体的二三级医院；疑难杂症到塔尖的大型三甲医院。意在改善三甲医院人满为患、患者就医难、高端医疗资源浪费的现状。

二、区域性医疗卫生联合体的发展

（一）松散型医联体模式

松散型医联体是一种松散式或契约式的纵向医联体模式，该模式以管理和技术为连接纽带，以一家三级医院为核心，联合二级和基层医疗机构。

以 2011 年形成的上海"瑞金—卢湾"医联体模式为例。"瑞金—卢湾"医联体包括瑞金医院 1 家三级医院、2 家二级医院和 4 家为社区卫生服务中心，共 7 家医疗机构，形成"3＋2＋1"的医联体模式。该医联体旗下医疗机构均为独立法人单位，以章程为共同规范，以管理、技术为联结纽带，上级主管单位是区政府、三级医院的办医主体和有关大学，医联体理事会为最高决策机构，实行理事会领导下的总监负责制。

在资源整合方面，医务人员在联合体内柔性流动，财务统一管理，探索组建统一的后勤服务平台和医疗设备、药品、耗材等医用物资的统一采购平台。联合体内部以信息化为基础，开展检查检验结果共享互认、预约诊疗、双向转诊等工作，将建立区域检验检查中心和影像诊断中心等辅助诊断中心。

在促进双向转诊机制方面，一方面，该医联体同样以提高基层社区的服务能力为抓手，统一安排大医院的专家到社区，并安排社区的全科医师到大医院进行培训；另一方面，在试点阶段，医联体与居民进行签约，签约的居民在医联体内如果按照社区首诊、逐级转诊的流程就医就可以享受优惠。同时签约居民在上级医院治疗且病情稳定之后可以优先转至邻近的社区进行康复治疗，非签约居民则不享受上述优惠，这一政策旨在期望通过改变需方的就医习惯来促进"社区首诊、双向转诊"诊疗模式的形成。在配套政策方面，试图进行支付方式的改革，由医保对各级医疗机构的单独支付调整为对医联体统一预付，将项目付费的支付方式改变为"总额预算＋按服务量付费"。

（二）紧密型医联体模式

紧密型医联体对所有医疗机构的人、财、物实行统筹管理，形成一个利益共同体和责任共同体,但由于涉及产权重组、体制机制改革等问题,操作难度较大,成本较高。

兰考县是全国紧密型医共体建设试点县。2021 年,在前期试点的基础上,兰考县组建了兰考县医共体总医院。不断健全推进机制,细化配套措施,形成了党委统一领导、党政齐抓共管、各方联动推进的工作格局。

兰考县成立了书记、县长任双组长的全县高质量推进紧密型县域医共体建设领导小组;调整了兰考县医共体管理委员会,由县委书记任主任、县长任常务副主任;成立了医共体党委,由县委副书记任党委书记,定期调度医共体工作进展情况,为医共体建设提供组织保障。制定《兰考县高质量推进紧密型县域医疗卫生共同体建设实施方案》,厘清了医管委、卫健委等行政部门和医共体权责清单,出台《兰考县高质量推进紧密型县域医共体建设重点工作清单》,明确目标任务和完成时间,同时,将此项工作纳入党委政府目标考核,确保各项目标任务节点推进,高位推进紧密型医共体建设。此外,编制部门出台医共体编制事项支持政策,落实医共体事业单位法人登记工作;人社部门出台《兰考县人力资源和社会保障局高质量推进紧密型县域医疗卫生共同体建设工作方案》;财政部门足额落实财政投入政策,完成医共体成员单位清产核资工作;医保部门印发《兰考县紧密型县域医共体医疗保障管理实施方案(试行)》,对医共体实行医保基金"一个总额"付费预算管理。县委深改办制定《兰考县高质量推进紧密型县域医共体建设重点工作台账》,对有关行业部门及医共体定期开展督导,强力推进紧密型医共体建设。

在运营管理方面,整合医疗资源,由县中心医院牵头,以县中医院、妇幼保健院、兰考第一医院和 16 个乡镇(街道)卫生院为成员单位,组建兰考县医共体总医院。制定医共体章程,明确牵头医院与其他成员单位的关系,不断健全医共体内部运行制度和工作规范。选优配强管理团队。经过全县公开遴选,研究确定医共体总医院"一办八部"负责人选,统一工作制度,统一集中办公。将卫健委管理的乡镇卫生院人财物及委机关股室医疗管理业务下沉到"一办八部"管理,并派出业务骨干指导帮带"一办八部"开展业务,确保工作平稳过渡,有效衔接。疫情期间,建立医共体业务院长工作群,不定期向群里推送医疗、护理、院感、药学及中医方面文件资料,给业务院长赋能,帮助提升管理能力及管理水平。

在服务水平方面,兰考县中心医院、兰考第一医院成功创建三级综合医院;5 家乡镇卫生院通过国家推荐标准,通过率为 31.25%。在服务效能方面,2021 年牵头医院三四级手术比为 47.48%,县域内住院人次占比为 84.55%,医保基金县域内支出率(含药店,不含大病保险)为70.47%,县域内基层医疗卫生机构医保基金占比30.04%,住院费用实际报销比为65.30%,居民健康素养水平为25%,均超过全省平均水平。

(三)相对紧密的医联体模式

相对紧密的医联体模式结合了紧密型医联体模式和松散型医联体能模式的特点。

以武汉市五院"直管"模式为例,武汉市五院"直管"模式是一种相对紧密的纵向医联体模式,以一家三级医院为核心,联合区域内众多社区卫生服务中心,社区在保持独立法人前提下,将"人、财、物"交由三级医院管理,形成"1+N"的区域医疗协作体模式。

2013年5月,湖北省卫生厅下发《关于推进医联体建设的指导意见》[1],提出要在年底前创建100个医联体。早在2013年2月,武汉市就提出年内创建25个医联体的目标,现已创建28个,作为开展医联体改革较早的城市之一,武汉已经进入医联体全面铺开的时期。现选取以武汉市第五人民医院为核心的医联体进行介绍剖析。在医联体的组织架构方面,早在2008年,市五医院作为汉阳地区唯一一所三甲医院,直接管理区内6家社区卫生服务中心,在保持中心机构公益性质、独立法人身份、"六位一体"职能不变的前提下,将其"人、财、物"统一移交给大医院统一管理,形成分工协作的区域医疗联合体。

在资源整合方面,还未形成实体的各种集约管理中心,只是在具体运营方面实行集约化,即高端检查在大医院做,基本医疗设备设置仍在社区,实现结果互认;医联体内部的器械和试剂等物品进行打包购买。

在推进分级医疗和双向转诊方面,市五院以提高社区服务能力为抓手,从人才、设备等方面着力解决问题。一方面,从人才问题入手,委派高级职称人员和中青年骨干轮流到社区坐诊,下派人员获得每月来自医院和市政府的2 000元补贴,同时对社区人员进行培训和再招聘;另一方面,市五院共投入500余万来改善社区基础设施,政府还为每家社区配备健康快车以方便双向转诊。为保证双向转诊畅通,市五院建立管床医生电话随访制度和主任医生定期查房制度,慢

① 湖北省人民政府办公厅.省人民政府办公厅关于推进医疗联合体建设和发展的实施意见(鄂政办发〔2017〕51号)[EB/OL].(2017-06-29)http://www.hubei.gov.cn/zfwj/ezbf/201707/t20170718_1713464.shtml.

性病患者一出院,社管办人员就会通知相应社区,由相应人员跟进,实现无缝对接[①]。

案例 **家庭医生制在上海市长宁区**

一、现状

上海市长宁区作为全国首批家庭医生执业方式与服务模式改革试点地区,按照国家发展改革委关于全科医生"6+X"的改革要求,于2012年11月开始进行对家庭医生签约服务模式的探索,其主要的改革路径包括以下几个方面:

(一)组建并探索以家庭医生为核心、分工合作的多元服务模式

为了转变全科医生的执业方式和服务模式,长宁区对包括家庭医生工作室、医护组合模式以及社区志愿者与家庭医生相结合模式等多种新型家庭医生服务模式进行了探索。在服务模式创新的过程中强化家庭医生的责任主体和核心地位,通过全科团队、社区卫生服务中心和社区资源两大支持平台来协助其工作的开展。一方面,通过界定服务团队中不同岗位的工作职责来相应地调整社区卫生服务中心的组织架构;另一方面,通过制定、调整和完善全科服务团队的工作规范、服务标准和服务流程来完善和规范家庭医生服务团队的各项工作。

(二)推行以家庭医生预约门诊为基础、防治结合的契约式服务

"为了维持家庭医生签约服务,必须考虑对签约的居民和家庭如何回报,即居民签约了,他能得到一些什么实实在在的好处?"长宁区通过家庭医生与其负责的居委居民签订服务协议的方式来提供契约式服务;制定了包括基本医疗服务、基本公共卫生服务与慢性病防治一体化服务在内的16项服务内容的家庭医生签约服务包。签约对象在定点就医时可享受以下三项优惠政策措施:根据病情需要可适当放宽基本药物品种、规格和数量限制;由家庭医生转诊至二三级医疗机构享受便捷转诊和优先预约专家门诊;根据病情需要由家庭医生便捷分诊到相应康复中心、老年护理院或临终关怀机构。签约服务包凸显了社区卫生服务"防治结合"的服务内涵和服务内容。在慢性病防治一体化服务的同时,根据签约居民对社区卫生服务需求和利用程度的不同进行目标人群划分,分阶段、分步骤地推进家庭医生签约制的实施。

---

① 姜立文,宋述铭,郭伟龙.我国区域纵向医联体模式及发展现状[J].医学与社会,2014,27(05):35-38.

（三）实施了以签约服务数量为基础、按人头包干的支付制度

人才是改革的基础。在现行的全科医生规范化培养的基础上,如何提高家庭医生的待遇、地位,增强家庭医生的职业成就感,成为稳定家庭医生队伍的亟待解决的问题,这一方面尤其需要政策的支持。长宁区积极探索了按签约服务人数支付家庭医生服务费的工作机制。在综合考虑签约对象数量、结构和签约居民健康管理成效及医保费用支出情况等因素的基础上由医保和财政部门向家庭医生支付签约服务费。目前按照每名有效签约对象每月10元的标准支付签约服务费。签约对象中的城镇职工的签约服务费由市医保局预付;签约对象中的城镇居民的服务费由市、区两级财政支付。

（四）建立以服务导向为基础、合理科学的收入分配机制

家庭医生的劳动收入主要包括其基本工资、绩效工资以及签约服务费。其中基本工资主要是结合家庭医生个人的工龄、职称和职务等因素按照国家相关规定执行;绩效工资主要是在充分考虑全员对象的数量和构成、工作量、服务质量、居民满意度以及定点医疗、社区首诊、分级诊疗和双向转诊的执行情况等因素后由社区卫生服务中心来确定;签约服务费则主要根据签约服务对象的治疗与管理效果、医保费用与成本的控制情况等因素来确定。

（五）探索以责任居委会为基础、自由选择的家庭医生服务竞争机制

长宁区在以居委会为责任区范围的基础上,通过家庭医生工作室的模式,探索家庭医生服务自由选择的竞争模式。一方面,允许社区居民在所属街道范围内,自由选择家庭医生签约,签约服务期满后,可以根据家庭医生的服务情况选择续约或者另选签约的家庭医生;另一方面,逐步建立家庭医生竞争执业机制,取得执业资格的家庭医生可以根据需要多点注册执业,同时鼓励和吸引区内二级医疗机构全科医生到社区卫生服务中心从事家庭医生工作。

二、成效

（一）有效签约全面覆盖

截至2022年年底,长宁区家庭医生签约实现社区全覆盖,常住居民签约人数达到36.6万,签约率为49.36%。

（二）健康管理成效显著

家庭医生对签约的慢性病患者进行防治一体化管理,其疾病管理效果初步显现。糖尿病、高血压患者的血糖、血压控制率逐步提高。通过实施家庭医生制度改革,签约居民的慢性病管理效果明显,居民在对高血压及糖尿病的认知、定期监测管理、控制效果、并发症预防等方面均优于非签约患者。

(三) 有序医疗趋势形成

实施家庭医生制度后,签约对象就医下沉社区,有序就医的趋势逐步形成。截至 2022 年年底,辖区签约对象的家庭医生定点就诊率为 37.49%,社区定点就诊率为 88.07%。

(四) 费用控制获得进展

长宁区通过研究评价辖区签约居民医药费用的支出情况,发现签约对象的年均门诊费用更低,增速更低,次均门诊费用更低。签约居民在有效控制年均费用的基础上出现次均费用增高的现象,主要是由于签约组就诊集中在社区,门诊长处方政策的实施使得社区就诊的次均费用有所提高,进而整体次均费用的增速相对较高。

(五) 居民反响普遍良好

研究发现辖区签约居民对社区卫生服务的基本评价满意度水平高于非签约居民;同时,委托第三方每半年对签约对象进行电话回访,结果显示历次满意度均保持较高水平。签约居民对家庭医生服务的满意度评价连年保持在 90 分以上。

 思考

1. 长宁区家庭医生服务制的特点是什么?
2. 长宁区激励家庭医生签约服务的机制有哪些?

第四章

社区卫生服务需求与供给现状

第一节　社区卫生服务需求与供给概述

一、我国卫生健康状况新特点

卫生服务与其他衣、食、住、行等消费物品一样,都是人类生存和发展所必需的。在人类的生、老、病、死过程中,会产生许多卫生服务需求,人们利用各种卫生服务,使其健康状况得到改善。如今,社区卫生服务早已不仅仅局限于单纯的医疗救助,我国现阶段的卫生健康状况促生了新的社区卫生服务需求。

(一)人口老龄化

第七次全国人口普查结果显示,我国 60 岁及以上人口为 26 402 万人(其中 65 岁及以上人口为 19 064 万人),而适龄劳动人口仅有 89 438 万人①,我国人口老龄化程度进一步提升。人口老龄化给社会、家庭带来了一系列问题,老年人的健康保健、医疗护理问题成为现阶段社区卫生服务所需关注的焦点之一。

(二)疾病谱的变化

在 20 世纪 70—80 年代,感染性疾病是我国居民健康的主要威胁,而到 21 世纪初,肿瘤和心脑血管相关疾病是导致我国居民死亡的主要疾病因素。随

---

① 数据来源:国家统计局《第七次全国人口普查公报(第五号)》。

着我国居民老龄化的日益加重,各种慢性非传染性疾病成为我国居民疾病谱的重要组成部分。这为本就承担居民预防保健功能的社区卫生服务机构提出了新的挑战。

(三)家庭类型的转变

我国家庭类型现由联合家庭(又称"复式家庭",至少由两代或以上夫妇及其已婚或未婚子女共同组成)逐渐向主干家庭(又称"直系家庭",由一对夫妇同其父母及未婚子女共同组成)和核心家庭(又称"小家庭",由父母及其未婚子女组成)转变。在现代社会,核心家庭为主要类型,美国等发达国家的核心家庭比例曾高达 80%,截至 2015 年,我国核心家庭比例已达 64.3%[①]。核心家庭的出现是社会工业化、城市化的必然结果,但核心家庭可利用的家庭、社会资源缺乏,因而更加依赖于社会和服务行业的发展,对社区卫生服务的依赖性也明显增强,需求的范围、内容等都发生了很大的变化。因此,社区卫生服务不得不从面向病人个体而转向家庭,即以家庭为单位开展卫生保健服务。

(四)居民健康观念的变化

随着社会的发展,人们的思想观念发生了巨大的改变,其中最突出的就是健康观念的变化。世界卫生组织(WHO)对"健康"的定义是:健康不仅是没有疾病,而且包括身体、精神和社会适应方面的完好状态。居民健康观念的变化,必然使得人们对社区卫生服务提出全新且更高的需求。人们不仅要求生病得到治疗,更渴望不患病、少患病。因而社区卫生服务机构应提供除疾病治疗以外的全方位卫生服务,如预防、保健、健康咨询、健康教育等。

(五)社会主义市场经济体制的建立和逐步完善

20 世纪 90 年代以来,我国逐渐建立社会主义市场经济体制,并不断完善。在社区卫生服务的提供过程中,各种市场因素的作用日益凸显,卫生资源的不合理配置和浪费、卫生服务的低效益运作、资源的无偿使用以及政府行为干预等现象显然不可能持续存在。社区卫生服务是一种特殊的商品形式,同家政服务、管理服务等其他社区服务形式一样,市场机制的引入势在必行(见图 4-1)。

---

① 数据来源:国家卫生计生委家庭司.中国家庭发展报告(2015 年)[M].北京:中国人口出版社,2015.

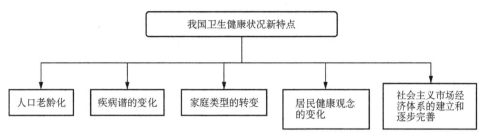

图 4-1　我国卫生健康状况新特点

二、社区卫生服务的需求特征

(一)社区卫生服务的中心思想是健康,以预防为主要方式

与医院的定向专科服务不同,社区卫生服务是在政府领导、社会参与和上级卫生机构的指导下,以基层卫生机构为主体,以全科医生为骨干,合理使用卫生资源和技术,以人的健康为中心,以家庭为单位,以社区为范围,以需求为导向,以妇女、儿童、老年人、慢性病病人、残疾人、低收入居民为重点,以解决社区主要卫生问题,满足基本医疗卫生服务需求为目的,融预防、医疗、保健、康复、健康教育和计划生育技术服务等为一体的,有效的、经济的、方便的、综合的、连续的基层卫生服务。当前危害国民的健康问题以慢性非传染性疾病为主,同时随着医疗机构的增多,出现了越来越多的社会服务替代品,单个社区卫生机构接触到的病源、病种大大减少。

(二)卫生服务需求逐渐多样化,家庭需求量增大

随着我国经济水平的不断提高,人们对健康的重视程度也不断提升,对卫生保健的需求也发生了翻天覆地的变化。人们不再把疾病得到诊治作为终极目标,而是越来越渴望得到预防、保健服务,尤其在文化程度、收入水平较高的人群中表现明显。此外,我国老龄化程度的加剧对于家庭化的治疗、保健、护理需求增大也有一定促进作用。

(三)服务需求弹性存在差异

日益增多的医疗设施、高速铁路等的建立极大方便了交通,大大缩短了城市居民就医的距离半径。从整体上来看,城市居民医疗服务需求的距离弹性

相对较低,即并不太受医疗机构距离的限制,特别是对于患病急、变化快的儿童疾病,儿童患病后选择就医的往往是直接去拥有娴熟技术、设备齐全的大医院,经大医院确诊后的点滴注射工作、疾病的长期稳定治疗和补充开药等问题则在社区医院解决的现象较为常见。相反,对于大部分患慢性退行性疾病的老人来说,采用的往往是较为常规的治疗以及比较常规的用药,对医疗技术水平的敏感程度不够高,老人们由于行动不便,他们对于医疗机构的远近以及就医的方便程度更加敏感。

三、社区卫生服务的供给特征

(一)供给的多样化与家庭化

随着我国老龄化程度的不断提升,居民对健康的需求也逐渐增多。新的形势要求我们不仅要预防"常、多、普"疾病的发生,而且更应该进一步扩大服务的范围,例如在治疗服务的基础上增加一些如健康咨询、医学常识科普等疾病预防服务,在关注身体健康的基础上扩大到关注心理健康,在疾病医疗服务的基础上扩大到健康保健服务,从在医疗机构内服务扩大到上门服务,从用基本的医学手段服务扩大到身体调节服务等。

(二)社区医生的"全科化"与社区医疗机构的"小而精"

在社区卫生服务治疗的疾病中以"常、多、普"疾病为主,病源流量小,接触病种相对有限,科室设置相对精简、实用、综合,适合采取小规模经营的组织形式,因此其效益也会受到一定限制。因此,社区医生应善于使用基本药物,利用基本的医疗方法和使用必要的医疗器械。虽然他们不会专门治疗某种疾病,但是他们不仅可以对社区内最普通的疾病提供最有用的预防和治疗服务,对特别难治的大病也能精确地诊断出发病原因,及时帮助患者转到更正规的医院诊治,能对社区所有居民的身体健康进行调理并贯穿于社区医疗服务的过程中。所以,社区医生是全能型人才,是全科医生,他们同专科医生不同,因为他们更加符合社区医疗服务的要求。

(三)社区卫生服务供给中存在预防保健服务和大量的公共卫生服务

社区卫生服务的功能是防治一体化,它不但提供预防疾病的服务,还提供疾病诊治等种类繁多的服务,包括针对广大社区居民的医疗服务。这些服务不仅针对患病的人,还针对未患病的人,对全社会有很高的效益价值。

第二节　社区卫生服务需求的影响因素

从总体上讲,影响社区卫生服务需求的因素是多种多样的,以下仅是几个主要的影响因素。

一、居民健康状况

卫生服务的需求来自最基本的健康需求。健康本身是一种消费品(服务),它可以使消费者感觉良好;健康是一种投资物品(服务),健康状态将决定消费者可以利用的时间。生病天数的减少将增加用于工作和业余活动的时间,对于健康投资的报酬是生病天数减少带来的货币值。健康水平低的人需要利用卫生服务来增进健康,减少生命损失。

因此,健康状况是卫生服务需求发生的决定因素,但有些人患了病自己并不知道;有些人即使知道了自己患病也不去就医,这些情况并不构成对卫生服务的需求,因而健康不是卫生服务需求发生的充分条件。只有让具有购买能力的人认识到卫生服务的需要时才能转变为需求。

二、经济因素

(一)卫生服务的价格

一般而言,在其他条件不变的情况下,服务价格与社区卫生服务的需求、利用是呈负相关的,即需求量随价格的上升而减少,随价格的下降而增加,这就是经济学中的需求法则。

(二)需求者的收入

这里的收入是指个人及其家庭可支配的收入。需求者的支付能力随收入水平的改变而改变。收入越高,消费者对卫生服务的支付能力越强。在价格不变的情况下,消费者通常对卫生服务需求也越高;反之亦然。虽然医疗费用占消费者收入的比重会随着其收入的增加而下降,但研究表明医疗费用增加的比重往往小于收入增加的比重。

（三）消费偏好

消费偏好是指消费者对各类卫生服务的主观评价。例如，不同的人群对于中医疗效的看法就不一样，由此就会产生不同的需求。但是，这种偏好也会随着时间的变化而发生改变。

（四）相关物品（服务）的价格

相关物品（服务）包括互补物品和替代物品。一般而言，卫生服务的需求量与其替代物品（服务）的价格呈正向变动，与其互补物品的价格呈负向变动。如对于维生素 A 缺乏症的病人，当富含维生素 A 的食品价格升高，消费者会更多地使用维生素 A 药品作为替代物品，卫生服务的消费就会增加。

（五）对未来物品供应情况的预期

如果消费者预期未来的卫生服务市场医疗费用将会上升，他们将会增加对现在卫生服务的需求，把该治的病都治了，甚至还要多开一些储备的药品。

（六）货币的储蓄

对于消费者而言，储蓄多了，就会降低其购买力，需求就会相应下降；反之亦然。

（七）支付方式

有调查显示，一方面，部分居民只有到指定的医院就诊时才可使用医保卡，且指定医院多为二甲、三甲医院，其医疗技术水平较社区医院高，因此这部分居民一般不选择社区医院就诊；另一方面，尽管社区医院就诊报销比率较高，但居民在综合考虑社区医院的医疗技术、服务态度及收费情况后，仍会选择到大医院就诊，以获得更好的服务，更快地治疗疾病。

三、文化-人口学因素

（一）人口数量

从人口学的角度考虑，在其他因素不变的情况下，人口数量是决定卫生服务需求最重要的因素之一。人口数量的增加，必然会增加人们对卫生服务的需求。

（二）年龄

年龄和年龄结构对卫生服务需求、利用水平影响很大。由于老年患病频率较高，慢性病较多，患病的严重程度也较高，因而老年人对卫生服务的利用也相对较多，人口中老年人口比例的提高也会导致对卫生服务的需求的增多。但是，老年人的收入水平一般都比较低，他们虽然有利用卫生服务的愿望，但往往相应的购买力不足。

（三）性别

性别对卫生服务需求的影响是不确定的。有些危险性和有职业毒害的工作多数是由男性承担的，所以女性遭受生产性灾害和职业病的机会就较少。但是，从女性的生理特点来看，生儿育女也要增加卫生服务的需求。同时，在其他条件不变的情况下，女性的寿命比男性长，因此，潜在的卫生服务需求比较多，而且女性较男性敏感性强，会比男性更多地利用卫生服务。

（四）婚姻状况

婚姻状况也会影响对卫生服务的需求，有研究表明，单身、离婚者比婚姻正常的人对卫生服务的需求有可能增加。

（五）受教育程度

学校教育年限的长短对于卫生服务需求的影响存在两种不同的情况。受教育较多的人，由于他们所具备的知识较多，因此就会增加对卫生服务的需求。但是，在有些情况下，由于他们掌握了较多的卫生方面的知识，就可以进行自我治疗和保健，从而减少对卫生服务的需求。

四、时间价值

时间是消费者有限的资源之一，时间价值也是社区卫生服务需求的一个很重要的影响因素，时间对卫生服务需求的影响可以从两个方面来考虑：一方面，对于某类卫生服务项目，提供的时间长，意味着成本相对高，有可能价格也高，从而对需求产生影响；另一方面，时间性的机会成本。做出一种选择或决策时所放弃的东西，被称作这一选择或决策的机会成本。利用卫生服务需要花费一定的时间，有可能因此放弃获得收入等机会，这就是卫生服务利用的机会成本。卫生服务的机会成本越高，对需求量的影响越大。但对于不同类型的人,卫生服务的机会成本不同,在其他条件不变的前提下,时间机会成本高的人卫生服务需求水平低于时间机会成本低的人。

五、卫生服务的供给状况

在社区卫生服务方面,医生具有双重身份,他们既是病人选择卫生服务的代理人,同时又是卫生服务的提供者,即医生在为消费者提供卫生服务时,不仅会考虑他们的消费价值,也会考虑自己的经济利益。所以,医生的决策成为决定卫生服务选择是否合理的关键因素。医生可能会主要考虑自我的利益而做出有利于产生消费价值的卫生服务决策,服务质量的优劣是影响病人选择服务的主要依据。卫生服务提供者的态度、知识、技能等影响服务质量的因素,均会对消费者的需求产生重要的影响。

六、医疗保健制度

不同的医疗保健制度,不同的医疗保险管理、运行和补偿机制,对于卫生服务需求的影响是不同的。因此,在有些情况下(如卫生服务的补偿机制按服务项目和服务量计算时),可能诱导消费者更多地消费某些卫生服务,产生诱导需求的现象。而在有些情况下(如卫生服务的补偿机制为按人头预付时),提供者就可能会尽量少地为消费者提供服务,进而产生服务不足的现象(见图4-2)。

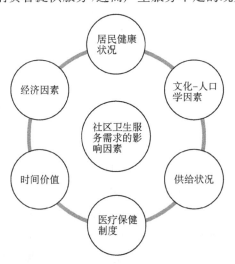

图4-2 社区卫生服务需求的影响因素

第三节　社区卫生服务供给的影响因素

许多因素都会对社区卫生服务的供给类型、范围、数量、结构和质量等产生影响。以下介绍一些主要的影响因素。

一、社区卫生服务需求水平

卫生服务需求是卫生服务供给产生的前提条件,卫生服务提供的数量和结构应与人们的需求相匹配,达到供需平衡的要求。从我国体检市场调查情况来看,居民切实存在着"关口前移""医疗与预防并重"等需求,可这些需求并未流向本应提供相应服务的基层医疗卫生服务机构。大部分居民对社区卫生服务的功能认识不到位,居民的第一需求仍是医疗,而不是公共卫生服务和保健。医疗保障制度则是使需求得以满足的重要保证条件。目前我国医疗保险改革主要集中于社会医疗保险改革。有学者指出,可尝试构建分层次的医疗保险制度,建立医疗服务需求与医疗保险系统的匹配补偿机制,由社会保险提供基本医疗费用,发挥商业医疗保险在专科、精细、重症医疗支付中起到的作用,提升商业医疗保险的筹资水平和补偿支出水平、保险机构的专业化能力并发挥商业医疗保险的作用,这将会对我国医疗保障体系的完善、社区卫生服务的供给产生积极意义。卫生服务需求水平的高低和医疗保障制度的实施效果,直接影响着供需双方行为,经常会导致服务提供不足和服务提供过度问题的产生。

二、卫生服务的价格和成本

一般而言,如果某种商品价格上升,厂家就会投入更多的生产资源增加该商品的生产量,从而使市场供应量增加;反之,厂家就会把一部分生产资源转用于其他价格相对高些的商品生产,从而使该商品的供应量减少。相对于一般商品而言,社区卫生服务的供应量受价格影响较少,因为卫生事业是带有一定福利性质的社会公益事业,社区卫生服务不能追求利润最大化,故总体供给量的变动不会在短期内因价格的变动而发生很大变化。但开药品、健康检查等服务项目会按市场规律发生变化。在社区卫生服务价格不变的条件下,降低服务成本可使利润增加,进而促使卫生服务提供者愿意提供更多的服务;反之,供应量则会降低。

三、卫生技术人员的数量、素质及结构

卫生技术人员是卫生服务产品的直接生产者和提供者,他们的数量、素质、能力如何及组成结构是否科学、合理,是影响卫生服务机构的供给水平的关键因素。

在卫生技术人员的组成结构比较合理的条件下,人员的数量、素质与所提供的卫生服务数量和质量一般呈正相关关系。当医生的数量超过了实际需要量,出现所谓"过剩"现象时,这些"过剩"的医生就很有可能成为"诱导需求"的重要因素。

诱导需求理论认为,卫生服务市场有需求被动性和供方垄断性的特点,医生对卫生服务的利用处于决定性的地位,能左右消费者的服务选择。在这种患者的医学知识贫乏,而医生谋求自身经济利益的情况下,医生有可能创造额外需求,即供方创造需求。诱导需求会带来两种结果:一是提供有益的服务,二是提供过度的服务,一些不必要的服务有可能带来严重的医源性损害。诱导需求终将导致卫生服务利用的不合理和低效益。

社区卫生服务人员应具备良好的思想品德、行为态度、理论知识、工作能力和综合素质。从维护健康到疾病防治,从专科到全科,从儿童到老年,从个体到群体,从家庭到社会,这些都是社区卫生工作者的工作范围,同时社区卫生工作者还应具备一定处理急危重症的专业能力。应增加医务人员和公共卫生人员的数量,优化卫生人力资源结构,认真贯彻并执行社区卫生服务的一切标准。同时要提高社区卫生服务人员的专业能力,对其进行基本素质的培养,定期组织社区卫生服务人员去大医院等更大的平台进行交流和学习,不断提高社区卫生人员的素质和专业技术水平。

四、卫生服务机构的技术水平、设备和设施条件

在卫生服务的生产要素(卫生资源)中,无论是物质资源还是人力资源都会

影响供给的数量与质量。在其他条件不变的情况下，社区卫生服务设施和设备条件的优劣，与所提供的服务质量与数量成正比。社区卫生服务机构虽是以适宜技术、基本服务为主要服务内容，但良好的就医环境、服务设施、仪器设备可以使病人获得安全感、舒适感。医生的诊疗技术水平高，就可以扩大卫生服务供给的范围，提高服务质量，但仍与其自身素质、服务机构的设备、设施及群体卫生技术水平密切相关。

五、卫生服务模式

采用何种卫生服务模式会直接影响卫生服务机构的定位、服务对象、服务内容、质量要求、医患关系等。采取的经营服务模式是否受到消费者欢迎，会直接影响服务的数量和质量，从而影响其市场占有率。社区卫生模式的转变和社区卫生服务需求的特点，决定了社区卫生服务经营活动方式必须有一个根本性转变，应从过去的被动服务转变为"以需求为导向"的主动服务，达到及时、快捷、灵活、多样、方便、准确、省时等服务要求。

政府供给、市场供给、混合供给是各国社区卫生服务供给的几种基本模式。在吸收国外社区卫生服务供给模式先进经验的基础上，立足我国国情和居民对社区卫生服务的实际需求，构建基于社区卫生服务内容、需求分层的多元化社区卫生服务模式，对于提升基层卫生服务提供质量、满足群众需求、提高群众的健康水平、实现人人享有基本医疗卫生服务具有重要意义。

六、卫生服务的管理水平

卫生服务的管理理念是否先进、科学、规范、公平、有效，卫生服务的管理水平是否达标、到位，对于卫生服务供给能力的提升至关重要。社区卫生服务的顺利开展，离不开各级政府、卫生主管部门和医院的重视。机构管理者只有根据所在辖区的卫生需求情况和自身条件，明确功能定位，进一步理清思路，选择适宜的供给方式，有针对性地开展卫生服务项目，才能真正满足居民对卫生服务的需求。管理人员的计划、组织、控制、协调工作做得越好，其管辖的人、财、物的使用频率就越高，进而能够提高卫生服务的有效供给能力（见图4-3）。

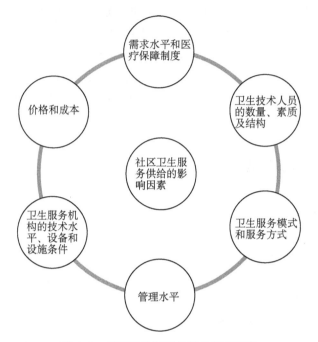

图 4-3 社区卫生服务供给的影响因素

案例 **某省老年人社区健康管理需求与供给现状**

为发现老年人社区健康管理需求与供给中存在的问题,调查人员于 2019 年 8—12 月对某省 13 个地市县区居家养老的老年人和某市 4 区 1 县中 23 个社区卫生服务中心的医务人员进行调查,并于 2020 年 12 月至 2021 年 2 月对其中 9 个社区卫生服务中心进行了追踪随访。调查结果及分析如下:

1. 老年人对社区卫生健康服务的需求

调查发现希望社区医务工作者能够提供健康咨询、健康饮食和运动指导的老年人占比较高;传统的健康促进方式,如健康讲座和与医生的互动等在老年人中比较受欢迎;更具个性化和针对性的医务服务,如相关知识的传播和应急求助等也开始有一定的需求。

2. 社区老年人健康管理服务能力

调查中参加过老年医疗、护理方面专业学习培训的医务人员仅占 34.03%。其中,最主要的学习培训方式是学分教育和短期学术交流,其他的培训方式有学历教育、入职前培训和在其他医院的外派教育。超过70％的医生、护士和公共卫生人员认为需要学习培训内容。

针对以上现状，提出如下对策以供参考：

第一，加强对高龄老年人的健康教育。调查显示，85岁以上的老年人对医疗服务需求并不高。年龄在85岁以上的老年人由于身体机能的大幅衰减，更需要相应的医疗支持和社会保障，因此加强对高龄老年人的健康素养教育尤为重要。对于高龄老年人的健康教育可以采用家庭和社区医务人员共同参与的方式，家庭成员应更加关注高龄老年人的日常生活、健康和心理状况等，引导其清楚地了解自身的健康状况，并在社区医务人员的指导下为老年人提供更有针对性的医疗服务，提高老年人的健康水平。

第二，加强对医务工作者的学习培训。要为老年人提供优质的医疗服务，需要有过硬的医疗服务能力。建议相关部门有计划地组织医务工作者进行综合、系统和全面的学习培训，切实提高相关医务人员老龄服务能力和水平。鉴于医务人员的工作性质，利用整块、连续的时间进行学习培训有一定的难度，建议开发在线培训课程，强化在职学习培训，并加强对培训效果的验收。在学习培训的内容上，除了对相关内容的理论知识进行培训外，建议加强个性化培训，进一步提高相关医务工作者的照护思维和意识。

思考

1. 试分析社区老年人健康管理服务的需求供给特点。

2. 试思考针对老年人社区健康管理服务需求供给问题提出对策时应考虑哪些因素？

第五章

社区中医药服务

第一节 社区中医药服务概述

一、概念

社区中医药卫生服务是以社区卫生服务为基础,充分利用现有的中医药资源,发挥中医药的优势和特色作用,满足社区群众对中医药的需求,将中医药知识、理论与技术充分运用到社区卫生服务的各个环节中,为社区群众提供方便、优质、价廉、可及的社区卫生基本服务。

二、社区中医药服务沿革

1999 年,国务院八部委下达的《关于发展城市社区卫生服务若干意见》明确指出①:"社区卫生服务是社区建设的重要组成部分,开展社区卫生服务是各级政府的一项职责"。同时又指出"社区卫生服务机构要积极采用中医药,中西医结合与民族医药的适宜技术。"《中医药健康服务发展规划(2015—2020)》②提出:开展中医特色健康管理,将中医药优势与健康管理相结合,以慢性病管理为重点,以"治未病"理念为核心,探索融健康文化、健康管理、健康保险于一体

---

① 国务院八部委.关于印发《关于发展城市社区卫生服务的若干意见》的通知[EB/OL]. http://www.
　　nhc. gov. cn/wjw/gfxwj/201304/198b4a75380c45dd9dd4ad486e206be5. shtml.
② 国务院办公厅.国务院办公厅关于印发中医药健康服务发展规划(2015—2020 年)的通知[EB/OL].
　　http://www. gov. cn/zhengce/content/2015-05/07/content_9704. htm.

的中医健康保障模式。利用现代科学技术汇集众多中医的智慧,实现"简""便""廉"地对普通人群健康状况进行评估预测,根据健康状况提出相应的中医健康养生保健计划,凸显中医健康管理特色。社区中医药卫生服务是中国社区卫生服务的特色,是发挥传统医学优势,发展现代社区卫生服务的有益尝试。

党的十八大以来,国家对中医药的重视程度空前提高,中医药发展迎来了前所未有的大好时机。在党的十八大报告中,"健康中国"这一说法首次在中央报告中出现,到党的十九大,"健康中国"上升到国家战略层面,并且是国家优先发展战略。

在这一过程中,《"健康中国2030"规划纲要》《健康中国行动(2019—2030年)》《关于实施健康中国行动的意见》《健康中国行动组织实施和考核方案》等文件相继出台,对中医药的发展提出了要求并提供了指导。2019年,国务院组织召开了全国中医药大会,这次大会有着重大意义,是中华人民共和国成立后召开的首次关于中医药发展的全国性大会,中央领导同志作出重要指示和批示。

随后,《中共中央、国务院关于促进中医药传承创新发展的意见》[1]发布,指出要以基层医疗卫生机构为基础,提供覆盖全民和全生命周期的中医药服务。文件内容在对中医药体系建设、中医药在维护和促进人民健康中的重要作用、中医质量提升和产业高质量发展、中医药人才队伍建设、中医药传承创新发展、中医药管理体制机制完善等方面提出了相关要求。同时相关政策要求,医保要向中医药倾斜,探索符合中医药服务特点的支付方式。如《关于进一步深化基本医疗保险支付方式改革的指导意见》[2]提出,要探索符合中医药服务特点的支付方式,鼓励提供适宜的中医药服务。一系列的政策文件均体现了对中医药的重视,以及提供基层中医药服务的重要性。

新一轮的医疗改革强调"保基本、强基层、建机制",党和政府制定并出台的系列政策为基层中医药的发展提供了良好的机遇。

---

① 中共中央、国务院. 关于促进中医药传承创新发展的意见[EB/OL]. http://www. gov. cn/zhengce/2019-10/26/content_5445336. htm.

② 国务院办公厅. 关于进一步深化基本医疗保险支付方式改革的指导意见[EB/OL]. http://www. gov. cn/zhengce/content/2017-06/28/content_5206315. htm.

三、基层社区卫生医疗机构中医药服务面临的主要问题

（一）人力资源

（1）基层中医药医护人员总量不足。

（2）年龄结构不合理，低年龄的人员数量占比比较高，经验丰富的高资历人员占比比较低。

（3）人员学历普遍偏低，专科学历人员占比较高。

（4）职称结构有待完善，无职称以及初级职称占比偏高，中高职称人员缺乏。

（二）房屋设备

目前社区卫生服务中心的中医药业务的房屋面积、中医药科室数量相较于西医药占比少。

（三）资金投入

（1）基层卫生机构存在中医药资金投入不足的问题，如中医药专项经费不足和中医药人才培训的经费缺乏。

（2）资金补偿不足，多项中医药适宜技术服务尚未纳入医保范围。

（四）服务能力

基层中医药服务尚未实现全覆盖，中医诊疗人次、中医药收入、门诊中药处方量占比较低，且中医适宜技术开展、中医药参与基层公共卫生的程度较低。《2022 年中国卫生健康统计年鉴》显示，截至 2021 年年底，社区卫生服务中心（站）中医类临床科室诊疗人次数为 8 286.1 万人次，占同类机构诊疗量的 9.9％；乡镇卫生院中医类临床科室诊疗人次数为 9 731.3 万人次，占同类机构诊疗量的 8.4％；村卫生室中医类临床科室诊疗人次数为 57 567.1 万人次，占同类机构诊疗量的 42.9％。《2021 年全国中医药统计摘编》显示，2021 年全国村卫生室中医收入（包含中西医结合）为 209.58 亿元，占总收入的 42.92％。

四、基层社区卫生医疗机构中医药服务发展方向

（一）加强有关医药卫生发展政策的制定，强化基层中医药发展的政策保障

（1）加强环境型与供给型等体系化的中医药发展政策制定（环境型政策，如"健康中国"发展战略、《"十四五"中医药发展规划》等，供给型政策，如医保相关政策）。国家相关部门应该加快有关中医药发展的宏观指导性的政策文件的制定，为中医药的传承创新发展提出要求，指明前进的方向，进而使中医药能够落地基层，服务基层。

（2）加大医保政策对基层社区中医药服务的具体支付力度。在制定医保政策时要充分考虑中医药服务的特殊性，探索符合中医药特点的医保支付方式和补偿机制，扩大中医药医保政策的补偿范围。加大对中医"治未病"等有关健康管理项目的医保补偿力度，同时在制定中医药有关医保政策时要充分调动基层社区医疗卫生服务机构的积极性。

（二）发挥"名医工作室"的示范作用，提升医护人员对中医药的认知

1. 推进基层"名医工作室"建设

制定相关政策，明确基层名医工作室建设的政策导向和优惠政策；建立健全基层名医工作室的管理机制；引进和培养名医人才；为基层名医工作室配置先进的医疗设备，并提供技术支持，提高医疗诊疗水平；通过宣传和推广，提高公众对基层名医工作室的认知度和信任度；建立基层名医工作室的合作机制和联盟，促进名医之间的互相学习和交流，提高整体医疗服务水平；建立名医工作室的监督和评估机制，确保工作室的医疗质量和服务效果。

2. 医学教育加大中医药经典课程的设置

制定针对不同层次的医学生的中医药经典课程设置；编写基于中医药经典著作的教材，并推广使用这些教材；加强中医药经典课程的教师队伍建设；将中医药经典课程与临床实践和实习教育相结合；鼓励开展中医药经典的学科研究和科学论证，提升中医药经典在医学领域的学术地位和价值；加强中医药经典与现代医学知识的融合。

3. 利用新媒体加强中医药宣传

建立中医药专题网站、官方微博、微信公众号等平台，以集中发布中医药知识、信息和活动，定期推送中医药文化、养生保健等相关内容；通过网络直播、线上讲座、网络研讨会等形式，邀请中医药专家和名医进行在线教学，普及知识，吸引更多人参与，提升中医药知识的传播和认知度；积极参与社交媒体的互动，回答网友关于中医药的问题，解答疑惑，传播科学、实用的中医药知识；通过网络平台提供中医药健康咨询和在线问诊服务，让更多人能够方便地获取中医药的健康指导和医疗建议。

（三）加强基层社区中医药服务能力建设，提高社区中医药服务供给能力

1. 完善基层社区中医药资源配置

加大基层中医药资源建设投入，包括提供资金支持、人才培训、基础设施建设等方面，以提高基层中医药服务能力；建立健全的中医药机构网络，包括中医诊所、中医药门诊部等基层医疗机构，覆盖城乡各地，为居民提供便捷的中医药健康服务；加强中医药人才队伍建设增加对中医药人才的培养和引进力度，提高基层中医药服务的专业水平和质量。同时，加强对中医药从业人员的培训和继续教育，提高他们的综合素质和服务能力；推动中西医融合发展，鼓励中医药和西医结合的医疗模式；加强中药材种植和资源保护；提供中医药信息和科技支持，建立信息化平台，为基层中医药机构提供中医药知识、临床指南、药物信息等方面的支持，提高诊疗水平和服务质量；加强基层中医药服务质量监管，确保中医药服务的合理性、安全性和有效性。

2. 基层社区医疗机构提升中医药服务能力

加强对中医药人才的培养和引进，包括中医药专家、名医和临床经验丰富的医生。提供持续的职业发展和学术交流机会，不断提升医生的专业水平和技能；配备必要的中医药诊疗设备和仪器，并提供有效的中医药技术支持。确保设备齐全、运行正常，并进行定期维护和更新，以提高中医药诊疗的准确性和科学性；按照标准规范配置中药材、中成药等中医药药品，保证质量和安全性。加强药品管理，确保药品的采购、存储、配药和使用符合要求；制定基层中医药服务的临床指南和操作规范，规范中医药诊疗流程，指导医生进行病情评估、辨证施治和随访管理，提高中医药服务的质量和效果；鼓励基层中医药机构采用中西医结合的医疗模式，将中医药与西医药结合应用，提高诊断和治疗的综合能力。加强不同学科之间的交流与合作，形成协同治疗优势；开展中医药健康教育活动，提供预

防保健知识和健康指导,加强公众对中医药的认识和了解。通过宣传推广中医药的养生理念和方法,引导人们主动关注和保护自己的健康;建立健全的基层中医药服务质量监管机制,加强对中医药机构的监督和评估。通过定期巡查、督导检查等方式,发现问题并及时进行纠正和改进。

(四)加强人员培养和培训,提升基层社区医护人员中医药素养和水平

1. 加大基层社区中医药人才培养和培训力度

建立全面、系统的基层社区中医药人才培训机制,包括制定培训计划、培训内容和培训评估等。确保培训的全覆盖性和持续性,让更多的社区医务人员能够参与培训;不仅可以开展传统的面授培训,还可以采用线上培训、远程教育等灵活的培训形式,以满足社区医务人员的学习需求和时间限制。根据基层社区的需求和实际情况,合理设置中医药人才培训的内容,注重实用性和操作性,使培训内容紧密结合实际工作需求;邀请有丰富经验和专业知识的中医药专家来基层社区进行培训,通过讲座、示范等方式传授专业知识和技能,提高社区医务人员的中医药素养和专业水平;加强基层社区与高校、中医药研究机构等的学术交流与合作,开展师生互访、科研合作等活动,促进中医药理论与实践相结合,将研究成果转化为实际应用;建立激励政策和奖励机制,鼓励基层社区医务人员参与中医药培训,并对培训成果进行评价和表彰,激发他们的学习和进取动力。

2. 提升基层社区医护人员中医药素养和水平

对基层社区医护人员进行中医药基础知识的培训,建立系统的培训课程,注重理论与实践的结合,提升他们的中医药基础知识水平;鼓励基层社区医护人员参与临床实践,通过跟随有丰富经验的中医师傅进行临床学习,实践中医药诊疗技能,提升诊断和治疗的能力;为基层社区医护人员建立中医药学习交流平台,组织定期研讨会、讲座等活动,让他们有机会相互学习,交流经验,在交流中共同提高中医药素养和水平;鼓励基层社区医护人员参与中医药继续教育,支持他们参加相关培训班、学习课程等,获得更广泛的中医药知识和技能;邀请有丰富经验和专业知识的中医药名医对基层社区医护人员进行指导和帮助,提升他们的中医药素养。

第二节 社区中医药服务的基本内容

一、社区中医药服务理论

（一）中医预防医学

1. 天人相应的预防观

中医的"天人相应"有两层含义：一是人生长发育与生命活动是有规律的。《黄帝内经》说："人与天地相应""天食人以五气，地食人以五味""五气入鼻，藏于心肺。五味入口，藏于脾胃"。这里的"天""地"是指大自然、人类生活环境，"五气""五味"，即自然界空气中氧气、各种营养素等，指的是人体吸收氧气、加上消化吸收食物中营养成分，进行物质转换等新陈代谢活动。二是人与大自然的对应关系。《素问·岁露》中提到"人与天地相差，与日月相应也"。人与天地相应强调了自然界对人体的影响，人体本身在长期的进化过程中形成了顺应自然的本能。根据四时气候的特点，人们总结出了"春养肝，夏养心，秋养肺，冬养肾"的五脏调养法及"春夏养阳，秋冬养阴"的经验。

2. 形神合一的预防观

《素问·上古天真论》中的"形与神俱"是指一个健康人所具备的基本条件，"形神统一"是尽享天年的关键。因此，一要调养心神，二要调摄"精、气、神"。"神"是指精神，即思维运动、感觉运动。形体是气血运行血液的流道，就构成人体一切生命活动的自然机能而言，它们之间是对立统一且不可分割的两个方面，从而形成一个完整的生命体。

3. 阴阳平衡的预防观

中医认为"阴平阳秘，精神乃治"，人体各脏腑组织之间以及人体内外环境之间保持着"对立统一平衡"，类似于现代医学所说的新陈代谢之物质代谢、能量平衡代谢等。如果在某些因素的作用下，人体的相对平衡被打破，即"阴阳失调"，就会发生疾病。导致"阴阳失调"的因素称为"病因"。

中医将病因分为四类，即外感病因、内伤病因、病理产物病因和其他病因。外感病因包括六淫和疠气，六淫主要是指风、寒、暑、湿、燥、火六大邪气，疠气是具有强烈传染性和致病性的外感病邪的统称；内伤病因包括内伤七情、饮食失宜和劳逸失度,内伤七情是指喜、怒、忧、思、悲、恐、惊七种情志活动异常,超越了人体正常的生理和心理适应能力,导致疾病发生或成为疾病的诱因;病理产物病因包括痰饮、淤血和结石;其他病因包括外伤、诸虫、毒邪、药邪、医过、先天病因。

4. 防治合一的预防观

防病和治病,本来是对付疾病的两种手段,但在中医学中,不仅防中有治,治中有防,而且做到寓治于防,以防为治,寓防于治,以治为防,防治合一而相辅相成,相互为用。例如药物、针灸本来是中医传统的治病方式,但是也利用其补益正气或驱除邪气的性能发挥其预防保健作用,于是就有"药食同源"之说:人参、黄芪、当归、阿胶、鹿茸等药物常被作为保健之品;而板蓝根、大青叶等常被作为预防流感的内服药;古代文献记载使用麝香、冰片、雄黄等防疫避瘴等。

(二)"治未病"思想

1. 未病先防

未病先防是指人体在未病之前,从生活起居、饮食劳动、精神情感等方面采取养生保健的措施,将身体调理保持最佳状态,使自身的抵抗力能够克服内外的致病因素,充分发挥免疫系统的强大保护作用,既维护了正气,增强了体质,又避免了各种病邪的侵害。

在未发生疾病时采取预防,中医古籍称"养生",而今百姓的"养生之道"的获得和贯彻实施依靠的是健康教育。

《内经》中已载"夫上古圣人之教下,是以心安而少欲,形劳而不倦,美其食……此养生之道也,使百姓无病"。明代医家张景岳注解为"教民远害,预防也"。这里提到的"圣人",可以理解为古代掌握知识丰富的人,意指人们在医圣的"健康教育"指导下,懂得"养生之道"理论和法则,并于生活实践中贯彻执行,由人们自己把握和保护自身的健康。

2. 既病防变

"既病防变"是指疾病发生后,通过采取措施以防变促愈的方法。即病防变主要包括三方面的内容。

(1)及时治疗疾病:中医古籍指出"无疾,健康人;初患苦为'疾',疾甚为'病'。治未病,谓人于已'疾'之后,未'病'之先,即当早为之药。疾而不治,日以加甚,疾病甚而药,药已无及(难治)。未至于'病',即宜药之。"

(2)疾病可控可治:《内经》中提到"今夫五脏之有疾也,譬犹刺也,污也,结也,闭也。刺虽久,犹可拔;污虽久,犹可雪;结虽久,犹可解;闭虽久,犹可决;疾虽久,犹可毕也,言不可治者,未得其术也",说明疾病是可治、可控的。没有不可治愈的疾病,问题是目前的医学还未认识、未掌握医药防治技术之故。《内经》提示医者应做深入研究,力争"得其术"提高对疾病的治愈率。中医在具体防治疾病时,提出"治病必求其本"的原则,就是治疗疾病,必须针对发生疾病的根本原因进行治疗,这样才能有效彻底根除和控制疾病。

(3) 做到"三早":即对疾病应早发现、早治疗、早控制。①早发现。《内经》谓"上工救其'萌芽',萌芽,始发也"。高明医生是对疾病早发现、早控制。例如"脏气热于内,必先见于色(外表面色),病虽未发,见其色而即刺之,名曰治未病"。②早治疗。《阴阳应象大论》中说:"邪风之至,疾如风雨,故病善治者治皮毛、治肌肤,其次治六腑、治五脏。治五脏者,半死半生。"外界致病因素引起疾病发生与病变,一般先侵袭皮毛、肌肤、体表部位等屏障结构,即早期阶段病情可能比较轻浅;随着病情进一步发展,则深入体内脏腑,此时,病变相对严重和难治。所以病变在皮毛、肌肤时,应早诊断、早治疗及时控制,防止发展。③早控制。《难经》说:"所谓治未病者,见肝之病,知肝传于脾,当先实脾。"根据脏腑之间生理病理相关原理,如某一原发脏器有病,应预测其他脏器发生病变的趋势。在控制原发疾病的同时,并对相应可能继发的"脏腑",采取提高机能等预防性治疗,能有效防止其他脏腑并发疾病,这样可有效延缓或防止并发症的发生。

3. 病后防复

病后防复是指疾病经治疗后,病邪基本消除、正气尚未复原,此时不可掉以轻心,应谨防疾病反复。对此,中医预防学提出了祛邪务尽、防劳复、防食复、防房复等具体措施:①祛邪务尽,是指疾病初愈,正气渐复,残留的邪气易稽而不去,呈正虚邪恋状态,应在积极扶持正气的同时,继续清除余邪,使邪尽正复,防死灰复燃。②防劳复,是指大病初愈之际,不应过于劳累或过于安逸,以免影响康复。病后初愈者应视病情适度劳作,保持精神恬静愉悦。③防食复,是指疾病初愈,食欲乍复,但胃气尚薄,纳化能力还处在恢复之中,因而饮食当有节度,逐渐加量,宜进食一些易消化的精软食物,多吃水果、蔬菜等。若病后无所顾忌,急于进食辛辣厚味,极易造成脾胃呆滞,既影响元气恢复,又易致疾病反复。④防房复,是指大病之后,元气未复,若房事不节,肾精走失,易致精血亏损,进而引致病复,成为沉疴痼疾,甚则危及生命。因而,病后暂禁房欲是非常必要的。

二、社区中医药服务内容

（一）预防服务

（1）根据社区居民的主要健康问题和疾病的流行趋势，制定社区中医干预方案和突发公共卫生事件应急预案。

（2）进行中医体质辨识，针对不同体质类型的人制定个性化调护方案。

（3）指导居民的起居调养、药膳食疗、情志调摄、动静养生和经络腧穴按摩保健等。

（4）开展对于患有高血压、冠心病、糖尿病、脑卒中、慢性支气管炎等慢性病人群的预防指导。

（5）指定个性化的中医防治菜单式服务：病因病机、诊断要点、预防和行为干预、中医辨证治疗、中医药适宜技术应用、中医药养生保健、家庭护理等。

（6）运用中医理论展开流行病学调查，建立有中医内容的居民健康档案。

（二）医疗服务

（1）提供基本的中医医疗服务。

（2）为患有慢性病需连续治疗的卧床患者或高龄老人，以及有特殊需求的患者，上门提供家庭中医药治疗服务。

（三）保健服务

（1）制定有中医药内容的适合社区老年人、妇女、儿童等重点人群及亚健康人群的保健方案，并组织实施。

（2）推广中医养生保健理论。

（3）开展具有中医特色的保健服务。

（4）指导重点人群进行自我养生保健活动，增强社区居民健康意识。

（四）康复服务

（1）运用中医药方法结合现代理疗手段，提供中医康复医疗服务。

（2）社区成立以针灸、推拿、按摩、肢体训练为主的康复之家，开展中医康复知识健康教育，组织专家义诊和宣讲中医康复知识，提高中医康复工作在社区的普及度。

（五）健康教育

开展有组织、有计划、多种形式的中医药预防、养生保健和心理咨询等活动，普及中医药基本知识和养生保健技术。

三、社区中医药服务的必要性

（一）有利于对老年病、慢性病的诊治和对常见病的防治

中医养生无疑具有特有的优势和明显的作用。中医养生方法有很多，如调适四时、起居有常、慎七情、节欲、动功、静功、药物养生、食品养生、玩物养生等等。显然，这些方法都属于生活方式范畴，恰好适用于由不良生活方式引起的现代疾病。在社区卫生服务"六位一体"功能中充分发挥中医药的作用，这是社区卫生服务机构顺应社会发展的必然趋势。

（二）有利于控制医疗费用的过快增长

当前大中型医院医药费过快增长使公众承受力下降，医疗费用增长已经成为大众关注的焦点。社区医疗服务作为基层的卫生组织应充分照顾大多数人的基本医疗需求，在社区卫生服务机构开展中医药服务，把那些针对常见病与多发病而采取的经过长期临床实践被证明确有疗效、操作方法简便易行、费用低廉而又能普及推广的各种中医疗法进行推广。不仅能够让社区居民享受到"简、便、验、廉"的医疗服务，提高居民的健康水平，还可以减轻大医院的就诊压力。更重要的是能为国家和个人节省大部分医疗开支，在一定程度上缓解"看病贵、看病难"的问题。

（三）有利于继承和发扬中医、振兴中医

中医是我国的传统医学，是几千年来中华民族与疾病作斗争的伟大成就，它不仅是中华民族的宝贵文化，也是世界人民的文化精华。在社区卫生服务中应用中医药，发挥其特色优势，对中医药适宜技术进行推广，这不仅丰富了社区卫生服务的内涵，而且还可以继承和发扬中医，振兴中医。

第三节　社区卫生服务中医适宜技术

一、中医适宜技术概念

（一）中医临床适宜技术

中医临床适宜技术通常是指安全有效、成本低廉、简便易学的中医药技术，又称"中医适宜技术"，作为中国传统医学的重要组成部分，其内容丰富，包括针法类、灸法类、推拿疗法、中医外治法、中药炮制法等六大类，且具备科学性、安全性、有效性、成熟性、经济性、针对性和动态发展性等特点。

（二）社区中医适宜技术

社区中医适宜技术是指那些能提高执业医师临床诊疗水平，保障临床诊疗技术质量，适宜社区卫生机构临床应用的成熟、安全、有效经济的技术。

（三）上海社区中医适宜技术应用

2012 年，原上海市卫生局根据《关于开展上海市基层中医药适宜技术推广项目技术遴选的通知》[①]的要求，最终确定了 12 项技术入选上海市基层中医药适宜技术推广项目技术名单。2020 年上海市卫生健康委和上海市中医药管理局根据《关于开展社区中医药适宜技术遴选招标的通知》[②]的要求，最终确定了确定 19 个社区中医药适宜技术建设项目和 6 个中医适宜技术推广项目入选建设名单。具体名单如表 5-1—表 5-3 所示。

表 5-1　2012 年上海市基层中医药适宜技术推广项目

项目编号	项目名称
ZYSNXD-YL-SYJS-1	穴位敷贴防治慢性呼吸系统疾病

---

① 上海市卫生局. 关于开展上海市基层中医药适宜技术推广项目技术遴选的通知(沪卫中医〔2012〕009号)[EB/OL]. http://wsjkw. sh. gov. cn/zyygz2/20180815/0012-56844. html.

② 上海市卫生健康委员会. 关于开展社区中医药适宜技术遴选招标的通知(沪卫中管〔2020〕25 号)[EB/OL]. http://wsjkw. sh. gov. cn/zyygz2/20201019/a9d93ead1c27492abbfb3ee18becf40a. html.

（续表）

项目编号	项目名称
ZYSNXD-YL-SYJS-2	棍棒操防治中风后肩关节活动障碍
ZYSNXD-YL-SYJS-3	督脉灸联合耳穴贴法治疗失眠
ZYSNXD-YL-SYJS-4	五行健骨操
ZYSNXD-YL-SYJS-5	"六步奶结疏通法"治疗积乳症
ZYSNXD-YL-SYJS-6	中药肠痹方结合推拿手法及龙形六式操治疗慢性便秘
ZYSNXD-YL-SYJS-7	艾灸治疗膝骨性关节炎
ZYSNXD-YL-SYJS-8	"项八针"防治颈椎病
ZYSNXD-YL-SYJS-9	"阳明法"防治老年咳喘病
ZYSNXD-YL-SYJS-10	电针浅刺法治疗面瘫
ZYSNXD-YL-SYJS-11	腕踝针
ZYSNXD-YL-SYJS-12	中药足疗对糖尿病足周围神经病变的早期干预

表 5-2　2020 年社区中医药适宜技术项目建设名单

项目编号	项目名称
SQ-SYJS-01	杵针治疗偏头痛
SQ-SYJS-02	魏氏伤科消肿散治疗膝关节滑膜炎的社区推广
SQ-SYJS-03	五禽戏在功能社区慢病患者中的推广与实践
SQ-SYJS-04	陆氏针芒行气法结合弩法治疗动眼神经麻痹
SQ-SYJS-05	电针结合埋线治疗腰椎间盘突出症
SQ-SYJS-06	微创穴位埋线治疗腰椎间盘突出症
SQ-SYJS-07	魏氏伤科导引术结合揿针治疗网球肘
SQ-SYJS-08	中医药透结合足疗康复治疗社区膝骨关节炎
SQ-SYJS-09	隔药灸结合中药透药治疗肠易激综合征（腹泻型）
SQ-SYJS-10	刺络放血法治疗带状疱疹适宜技术
SQ-SYJS-11	耳穴埋针联合脑电仪治疗失眠
SQ-SYJS-12	芒针治疗梨状肌综合征
SQ-SYJS-13	简易按揉背部原始点治疗顽固性腓肠肌痉挛的社区推广
SQ-SYJS-14	透刺加温针治疗下肢糖尿病周围神经病变

（续表）

项目编号	项目名称
SQ-SYJS-15	用于晚期癌症患者恶心呕吐的姜砂半夏贴的研制与应用
SQ-SYJS-16	序贯站桩导引防治膝骨关节炎技术
SQ-SYJS-17	阴阳调衡生物力学反馈运动功能重建手法治疗中风后瘫痪
SQ-SYJS-18	奎星笔点叩运转法联合药饼灸治疗膝痹病（风寒湿痹证）
SQ-SYJS-19	海派儿科通窍方联合推拿治疗儿童腺样体肥大

表 5-3　2020 年中医适宜技术推广项目建设名单

项目编号	项目名称
ZY-SYJS-1	降香清血丸治疗高胆固醇血症低中危患者的推广应用研究
ZY-SYJS-2	丁氏推拿配合藏药外治法治疗膝关节骨性关节炎的应用研究
ZY-SYJS-3	藏医验方坐吾清热丸从痰热郁肺型（培赤型）AECOPD 的研究
ZY-SYJS-4	中藏医综合治疗特发性面神经麻痹的应用研究
ZY-SYJS-5	九味石灰华散联合西药治疗肺炎咳喘（痰热闭肺证）的技术推广
ZY-SYJS-6	探索二甲双胍联合金尼诃子丸治疗 2 型糖尿病（肾气亏虚证）的技术推广和临床应用研究

二、中医适宜技术分类

（一）推拿

1. 推拿手法

手法是指用手或肢体的其他部分，按照各种特定的技巧和规范的动作，以力的形式作用于体表的特定部位或穴位，以达到防病治病、强身健体和延年益寿目的的一种治疗方法，属于中医外治法的范畴。

2. 推拿介质

（1）常用：药膏、油剂、药水、药酒、粉剂。

（2）作用：①便于手法操作，增强作用；②利于药物作用，提高治疗效果；③润滑作用，保护皮肤。

3. 适应证

十分广泛,适用于骨伤科、内科、妇科、外科、儿科等。

4. 禁忌证

(1) 各种传染性疾病。

(2) 结核和感染性疾病。

(3) 所操作的部位皮肤有烧伤、烫伤或皮肤破损的皮肤病。

(4) 各种恶性肿瘤,特别是与施术面重合或交叉部位的肿瘤。

(5) 胃、十二指肠等急性穿孔。

(6) 骨折及较严重的骨质疏松患者。

(7) 月经期、怀孕期的腹部、腰骶部操作。

(8) 有严重心、脑、肺病患者,有出血倾向的血液病患者。

(9) 患有某种精神类疾病,不能与医师合作的患者。

(10) 大醉或过饱、过饥、过度劳累的患者。

5. 常见推拿手法

(1) 滚法。以小鱼际掌背侧至第三掌指关节部着力,用前臂旋转摆动,带动腕部屈伸、外旋的连续不断的动作。要求压力均匀柔和,滚动时贴紧体面,动作协调、连续,120—160 次/分。

(2) 揉法。以鱼际、手掌、手指罗纹面和肘、小臂尺侧等部位着力,吸定于一定部位和穴位上,作轻柔缓和的顺时针或逆时针旋转推动,并带动皮下组织。要求压力均匀适度,揉动和缓协调,不可滑动和摩擦,120—160 次/分。

(3) 摩法。以手掌面或食、中、环三指指面着力,用前臂发力,连同腕部做盘旋活动,带动掌、指等着力部位做环形抚摸动作,可沿顺时针或逆时针方向摩动,50—160 次/分,要求用力平稳,不可按压,不带动皮下组织。

(4) 擦法。从手掌面或大、小鱼际处着力,进行直线往返摩擦。要求着力部分紧贴皮肤,但不可重压;不论是上下擦还是左右擦,均须沿直线往返进行,不能歪斜;用力要均匀、连续,先慢后快,以局部深层发热为度。注意不要擦破皮肤,可使用润滑介质。

(5) 推法。以手指、掌、肘部着力,紧贴皮肤,做缓慢的直线推动。要求用力均匀,始终如一,重而不滞,轻而不浮。

(6) 按法。以手指或掌着力,逐渐用力,按压一定的部位或穴位。要求按压的方向垂直向下,用力由轻渐重,平稳而持续不断,使压力渗透。

（二）针灸

1. 毫针刺法

（1）结构：针尖、针身、针根、针柄、针尾。

（2）常用体位：侧卧位、仰卧位、俯卧位、仰靠坐位、俯伏坐位、侧伏坐位等。

（3）消毒：用浓度为75％的酒精棉球擦拭消毒针具器械、医者双手、患者的施术部位、治疗室用具等。消毒时应从施术部位的中心点向外圈消毒，不可用一个棉球重复消毒。

（4）持针手法：指切进针法、夹持进针法、舒张进针法、提捏进针法。

2. 常用保健穴位

（1）足三里：小腿前外侧，犊鼻下三寸，距胫骨前缘一横指处。

（2）三阴交：小腿内侧，内踝尖上三寸，胫骨内侧缘后方。

（3）关元：下腹部，前正中线上，脐中下三寸。

（4）中脘：上腹部，前正中线上，脐中上四寸。

（三）中成药

1. 中成药概念

中成药是指临床反复使用、安全有效、剂型固定，并采取合理工艺制备成质量稳定、可控、经批准依法生产的成方中药制剂。中成药以中药材为原材料，在中医药理论的指导下，按规定的处方和方法加工制成的一定剂型，常用剂型有散剂、膏剂、丸剂、片剂、注射剂、胶囊、冲剂、口服液、糖浆、酊剂以及外用的栓剂、贴膏、气雾剂等。

2. 常见社区中成药

（1）感冒清热颗粒：疏风散寒，解表清热。

（2）银翘解毒丸：疏风解表，清热解毒。

（3）小柴胡片：解表散热，和解少阳。

（4）保济丸：解表，祛湿，和中。

（5）藿香正气水：解表化湿，理气和中。

（6）牛黄解毒丸：清热解毒。

（7）桂附理中丸：温补肾阳。

（8）香砂养胃丸：和中温胃。

（9）安宫牛黄丸：清热解毒，镇惊开窍。

（10）补中益气丸：补中益气，升阳举陷。

（四）中药饮片

中药饮片是指初步加工或经过炮制后达到质量标准，直接用于配方的中药。即药材经过加工处理后，成为片、丝、块、段等形状，便于煎汤饮服。

1. 一般中药的煎煮法

（1）煎煮时间：一般清热药、芳香类药物煮沸后 15—20 分钟即可，滋补药物先用武火（大火）煮沸后，改用文火（小火）慢煎约 40 分钟至 1 小时，煎煮过程中要搅拌药料 2—3 次，使药料受热均匀。其他类药，煎煮时间为 30 分钟。

（2）煎煮量：一般煎煮量为 50—150 毫升；成人服用，一般煎煮 200—300 毫升。

2. 特殊药物煎煮法

（1）先煎药：先煎药的目的是提升药物的溶解度，降低药物的毒性，充分发挥疗效。

（2）后下药：后下药的目的是减少挥发油的损耗，使有效成分免于分解破坏。

（3）烊化药：将胶类药物（如阿胶、龟板胶）放入水中或已煎好的药液中融化。

（4）泡服药：用少量开水或处方中其他药物煎好的药液趁热润泡一段时间，然后去掉药渣再服用药液，目的是减少药物有效成分的散失。

（5）冲服药：将药物加入药液或水中混匀口服。

（6）包煎药：针对一些粉状（如蒲黄）或带毛的中药（如旋覆花），要用布包起来进行煎煮。

（五）穴位敷贴

穴位敷贴是指在穴位上敷贴药物，通过药物和腧穴的共同作用以防治疾病的方法。对于衰老、质弱、药入即吐的患者尤为适宜。其适用范围：主要用于慢性病的治疗，也可治疗某些急性病，如哮喘、咳嗽、便秘等，还可用于治未病。

1. 所选药物的特点

（1）常用通经走窜、开窍活络之品，如冰片、麝香、丁香、花椒、白芥子、乳香等。

（2）多选气味醇厚、力猛有毒之品，如生南星、生半夏、生川乌、生草乌等。

（3）选择适当溶剂，调和药性或熬膏使用，常用溶剂有水、白酒、醋、姜汁、蜂蜜、凡士林等。

2. 操作方法

（1）选穴处方：辨证选穴，力求少而精，也可选择局部阿是穴、经验穴敷贴药物。

（2）敷贴方法：贴法、敷法、填法、熨帖法。

（六）拔罐

拔罐法也叫"吸筒疗法"，古称"角法"，是一种以罐为工具，利用加热、抽吸等方法，造成罐内负压，使罐吸附于腧穴或体表一定部位，使局部皮肤充血甚至淤血，以调整机体功能，达到防治疾病目的的方法。其常用罐具有竹罐、玻璃罐、陶瓷罐、抽气罐等，具有开泄腠理、祛风散寒、通经活络、行气活血、祛瘀生新、消肿止痛等作用。

1. 罐的吸附方法

（1）火罐法：闪火法、投火法、贴棉法。

（2）水罐法。

（3）抽气罐法。

2. 拔罐操作方法

（1）留罐法：是指将罐具吸拔在皮肤上留置5—15分钟，然后起罐，一般疾病均可应用。

（2）走罐法：在操作部位涂上润滑剂，吸罐，然后手握罐体，均匀用力，沿着一定路线往返推动，直至走罐部位皮肤红润，充血甚至淤血时，起罐。适用于脊背、腰臀、大腿等面积较大、肌肉丰厚的部位。

（3）闪罐法：将罐吸拔于所选部位，立即取下，再迅速吸拔，取下，如此反复，直至皮肤潮红。多用于局部皮肤麻木、疼痛或功能减退等疾患。

（4）刺络拔罐法：选定治疗部位后，用75％酒精棉球消毒皮肤，用梅花针或三棱针快速点刺局部，以皮肤红润稍有渗血为好，然后将火罐迅速吸拔于刺血部位，留置时间以出血量决定。多用于热证、实证、瘀血证及某些皮肤病。

（5）留针拔罐法：用毫针等针具在身体某个部位进行针刺，行针得气后留针，然后在针上进行拔罐操作。

3. 起罐手法

（1）起罐时，一手握住罐体中下部，另一手的拇指或食指按压罐口边缘皮肤,使罐口与皮肤之间产生空隙,空气进入罐内,即可取下。

(2)抽气罐则提起上方的阀门使空气进入罐内,罐具自行脱落。

(七)刮痧

刮痧是用刮痧板蘸刮痧油反复刮动、摩擦患者的某处皮肤,以治疗疾病的一种方法。

1. 操作方法

(1)刮痧方法:擦净准备刮痧的部位,用刮痧板边缘蘸上刮痧油或者按摩油,用手掌握着刮痧板,与皮肤呈 45 度进行刮拭。顺着一个方向,不要来回刮拭。力度适中,做到轻而不浮,重而不滞。

(2)刮拭方向:从上到下,从内向外。

(3)刮痧时间:较重刺激手法,每个部位 3—5 分钟;较轻刺激手法,每个部位 5—10 分钟;保健刮痧以患者自我满意和舒适为原则,无严格时间限制。

2. 注意事项

(1)注意室内保暖,尤其应该避风口寒冷。

(2)出痧后 4 个小时内不要洗澡。

(3)前一次刮痧部位痧斑未退,不宜在此处刮拭,再次刮痧须间隔 3—6 天,以痧退为标准。

(4)出痧后,最好饮一杯温开水,并休息 15—20 分钟。

(八)灸法

灸法主要是指借助灸火的热力和药物的作用,对腧穴或病变部位进行烧灼、温熨,达到防病治病的一种方法,具有温经散寒、扶阳固脱、消淤散结、防病保健、引热外行等作用。

1. 种类

(1)艾灸法:

艾炷灸:直接灸:瘢痕灸、无瘢痕灸;间接灸:隔姜灸、隔盐灸、隔蒜灸、隔附子饼灸。

艾条灸:悬起灸:温和灸、雀啄灸、回旋灸;实按灸:太乙神针、雷火神针;温针灸;温灸器灸。

(2)非艾灸法:

灯火灸。

天灸。

2. 灸法补泻

辨证施治,虚则补之,实则泻之。艾灸补法,无须口吹艾火,让其自然缓慢燃尽,以补其虚;艾灸泻法,应当快速吹艾火至燃尽,使热力迅速透达穴位深层,以泻邪气。

3. 先后顺序

先灸阳经,后灸阴经;先灸上部,再灸下部;先灸少,而后灸多。

(九)上海市基层中医药适宜技术(部分)

1. 穴位敷贴防治慢性呼吸系统疾病

(1)疗法简介。穴位贴敷疗法是以经络学说为根据,以中医理论为基础,以整体观念和辨证论治为原则,根据患者的病情,选取相应的治疗腧穴,在病体腧穴的皮肤表面,选用对症的药物采用研磨炒制等手段,制成药饼或膏状等剂型,直接贴敷于穴位上,利用药物对穴位的渗透和穴位受刺激后本身对病体反馈的相互作用以达到治疗疾病目的一种疗法,是最常用的中医外治方法之一,具有悠久的历史。

(2)操作方法:

器械准备:75%消毒用酒精棉球、干棉球、电源、电针仪等。

操作步骤:

其一,药饼制作:将白芥子、延胡索、甘遂、细辛按一定比例研磨成粉,过80—100目筛,混合均匀后,加入新鲜生姜汁,做成直径2厘米的圆饼,撒上少量丁桂散,置于敷贴胶布上。

其二,定位敷贴:成人取坐位,儿童取俯卧位,分别取肺俞、定喘、膏肓穴,定准穴位,局部擦净,将药饼敷贴于穴位并加以固定,2—6小时后取下胶布,查看有无红肿、水泡。

其三,离子导入:连接直流电针仪,进行离子导入,刺激穴位,促进药物透皮吸收。调节电流强度,对于成人电流强度不超过3毫安,对于儿童电流强度不超过1毫安,20分钟后取下敷贴,查看有无红肿、水泡。

(3)治疗时间及疗程:

三伏天:隔天1次,三伏天为1疗程,每年一疗程,连续3年。

三九天:隔天1次,三九天为1疗程,每年一疗程,连续3年。

三伏天及三九天:隔天1次,三伏天为1疗程;隔天1次,三九天为1疗程;

每年三伏天和三九天各一疗程,连续 3 年。

日常治疗:每周 3 次,4 周为 1 疗程,每年 2 个疗程,连续 3 年。

(4) 适应证与禁忌证:

适应证:慢性阻塞性肺疾病(包括慢性支气管炎)、支气管哮喘、过敏性鼻炎、咳嗽。

禁忌证:阴虚火旺者;对敷贴药物过敏者;皮肤有创伤、溃疡、感染或严重皮肤病者;孕妇、小于 3 周岁的儿童;糖尿病、血液病、发热、咯血者;严重呼吸衰竭、心力衰竭、心律失常者;严重肝、肾功能障碍者;艾滋病、结核病或其他传染病者;慢性呼吸系统疾病处于急性发作期;安装心脏起搏器者严禁直流电离子导入治疗。

(5) 可能的意外情况及处理方案:

穴位敷贴后局部皮肤出现潮红,轻微红肿、小水泡、微痒烧灼感色素沉着等情况,均为药物正常刺激,不需要特殊处理,但应该注意保持局部干燥,不要搔抓局部,不要涂抹洗浴用品或药物。若出现以下异常情况,应及时处理:敷贴药物后,局部出现热、凉、麻、痒或者轻度疼痛属正常现象,如敷贴处有烧灼或针刺样剧痛,难以忍受时,及时终止敷贴。

皮肤过敏出现范围较大,程度较重的皮肤红斑、水泡、瘙痒现象,应立即终止敷贴,进行对症处理。出现全身性皮肤过敏症状者,应及时转上级医院或皮肤病专科医院就诊处理。

皮肤出现小水泡(直径<2 厘米),可表面涂以甲紫溶液,任其自然吸收。水泡较大者(直径≥2 厘米),可先用消毒针从水泡下端挑破,排尽泡液,或者用一次性注射器抽出泡液,然后涂以甲紫溶液,外用消毒敷料包扎,以防感染。如果水泡体积巨大,或者水泡中有脓性分泌物,或者出现皮肤溃破、露出皮下组织、出血现象,应及时到上级医院或皮肤病专科医院就诊处理。

2. 棍棒操防治中风后肩关节活动障碍

(1) 疗法简介。整套棍棒操共 7 节动作,均由患者健手通过棍棒带动患手自行完成患肩各个活动,从而有效防治中风后肩关节活动障碍。这套操的优点,首先,通过运动保持了肩关节活动度;其次,通过训练增加上肢肌肉力量,防止肌肉的萎缩;最后,通过主、助动的运动防止由于过度的被动运动造成腹关节损伤。

(2) 操作方法。器械准备:一根长度为 120 厘米、直径约 4 厘米的圆木棒;对于手部抓握能力差的患者准备一个固定患手的辅助支具(自制),该支具是一个带有魔术贴、使用纺织布材料做的辅助用具。

（3）操作步骤：

按揉拿捏上肢。健手从患侧手腕开始依次向上拿捏，直至患侧肩峰下，拿捏6—8次，如此重复4遍。

向前、向上推棒。双手握棒比肩稍窄，双肘屈曲置于前胸（预备式）。然后健手带动患手，两臂缓慢用力向前伸直肘关节，然后返回预备姿势。再健手带动患手，沿着下颌缓慢向上推至头的上方，然后返回预备姿势。动作重复4遍。

直臂左右摆动。双手握棒比肩稍宽，健手带动患手，向前上方伸直两肘进行肩关节左右外展、内收的摆动，再回到预备式。动作重复4遍。

肩臂左右后伸。双手握棒比手通过棍棒带动患手，使患肩被动后健侧主动后伸带动患肩内收。动作重复（此节动作在采用卧位姿势时可省略）。

前臂旋前旋后。健手通过棍棒带动患手，使患侧前臂旋前和旋后。动作重复4遍（此节动作在采用卧位姿势时可省略）。

肩部内旋外旋。两手放于背后，先健手在上，患手在下，健手通过棍棒带动患手做搓背的动作，重复4遍。再患手在上，健手在下，通过棍棒做搓背的动作，重复4遍（此动作在采用卧位姿势时可省略）。

拍打三阴三阳。松开手套，取下棍棒，患手自然下垂，健手虚掌，从患侧手掌开始依次向上拍打手三阴经，直至腋窝部，拍4遍；再从患侧手背开始依次向上拍打手三阳经，直至患侧肩峰下，拍4遍。

（4）治疗时间及疗程：治疗每日2次，1个月为1个疗程。

（5）适应证与禁忌证：

适应证：符合中风（中经络）诊断标准的患者；存在肩关节活动障碍；年龄30—75岁，性别不限；自愿加入，并签订知情同意书。

禁忌证：肩部骨折、全脱位患者；肝肾功能不全、充血性心力衰竭、呼吸功能衰竭、恶性进行性高血压、认知障碍；试验中病情持续加重或出现严重并发症者。

（6）注意事项：

将中风后肩关节活动障碍的危害性及本套棍棒操的优势详细向患者说明，以提升患者锻炼的信心和积极性。

中风患者可能合并患有其他慢性疾病，如遇到这些疾病的急性加重期应立即停止锻炼并寻求医疗帮助。

强调患者主动运动，在患侧肩关节正常活动范围内尽量保证每个动作做到位，防止超越肩关节活动范围的被动运动，以免造成肩关节拉伤。

锻炼时为保证患者安全，须有专人看护，以防跌倒。

每日坚持锻炼,思想集中,以达到最佳效果。

3. 督脉灸联合耳穴贴法治疗失眠

(1) 疗法简介。根据中医经络学说和穴位的特性,本技术选择督脉及耳穴中的心、神门、交感、皮质下、安眠,并配合辨证取穴治疗失眠。

(2) 操作方法:

器械准备:

其一,精制温灸艾条:选用 AJ-T2 精制温灸艾条(三年陈),长 20 厘米,直径为 1.7 厘米;24 克/支,240 克/盒。

其二,王不留行籽耳贴:呈球形,直径约 2 毫米;表面为黑色,少数为红棕色,有细密颗粒状突起,一侧有一凹陷的纵沟;质硬。

其三,督灸盒:由灸盒和松紧带(限单孔)构成:顶孔:盒盖上有 2 个金属孔圈,可插入艾条;弹簧夹片:每个孔圈内设有 3 条金属夹片,可松可紧,用于夹住粗细不同的艾条(即使较细的无烟艾条也能牢牢夹住);盒架:是灸盒的主体,盒盖与灸盒可分开,条也实然又利于通风燃烧;防护网:位于底部,细密精致,是便于清除防止艾火掉落烫伤皮肤所设的隔离层;盒体与盒盖由磁铁吸住,方便盒宣体与盒盖拆合。

操作步骤:

其一,督脉灸。取穴:背部督脉经(上至大椎穴,下至腰阳关)。其操作方法:患者取俯卧位,将背部显露:打开艾灸盒上的盖子;点燃艾条并放于艾灸孔中;用艾灸盒里面的卡子固定艾条使其不会松动;盖上艾灸盒上的盖子;将艾灸盒放一般在距离皮肤 3—5 厘米时温度最适宜。

其二,耳穴贴压。主穴:心、神门、交感、皮质下、安眠。辨证配穴:心脾两虚型:心、脾、胃;阴虚火旺型:肝、肾、内分泌;肝郁化火型:肝、胆;痰热内扰型:脾、胃、三焦。其操作方法:选穴后每穴用胶布(1 厘米×1 厘米)将王不留行籽(2 厘米)固定于耳穴上,嘱患者自行按压 3 次/天,于三餐后按压,每次每穴按压 3 次,以耳部自觉温热为宜,双耳交替按贴压,每两日更换 1 次。

治疗时间及疗程。艾灸每次 20 分钟,隔日 1 次,10 次 1 个疗程;耳穴贴压 10 次 1 个疗程。艾灸、耳穴均治疗 2 个疗程,疗程间休息 1 周。

适应证与禁忌证:

其一,适应证:符合失眠的中西医诊断标准;年龄在 20 岁以上;耳部皮肤完整,没有破损者;未服用安眠类药物者。

其二,禁忌证:督脉灸法:孕妇禁灸;高热、大量吐血、中风闭证及等证禁灸;

过饱过劳、过饥、醉酒、大渴、大惊、大忍、大怒敏者禁灸。耳穴贴压法：冬季冻疮及耳郭炎症者不宜，胶布过敏者忌用；过度饥饿、疲劳、精神高度紧张、年老体弱者、孕妇、习惯忌用。

可能出现的意外及处理方法：

其一，晕灸。一是轻度晕灸：应迅速停止施灸，将患者扶至空气流通处。抬高双腿，头部放低（不用枕头），静卧片刻即可。如患者仍然感觉不适，给予温热开水或热茶饮用。二是重度晕灸：重度晕灸须停灸后平卧，如情况紧急，可令其直接卧于地板上。据临床多年体会，此类患者在百会穴艾灸有较好的效果。方法是用市售药艾条，点燃后在百会上做雀啄式温灸，不宜离头皮太近，以免烫伤，直至知觉恢复，症状消退。如必要时，配合人工呼吸，注射强心剂及针刺水沟、涌泉等。

其二，灸疗过敏。有局部或全身过敏性皮疹者，一般于停止艾灸后几日内自然消退。在此期间宜可应用抗组织胺、维生素 C 等，多饮水。如出现发热，奇痒，口干，烦躁不安等症状时，可适当应用皮质类激素。中药凉血消风方剂也有效果。当表现为面色苍白，大汗淋漓，脉象细微时，除肌内注射抗组织胺药物外，可肌注或静注肾上腺素，必要时注射肾上腺皮质激素等药物。

其三，灸疗中毒。多见于使用药灸条施灸。因为药灸条中大多含有雄黄，点燃后可形成砷的烟气，经呼吸道进入人体，导致慢性甚至急性砷中毒。处理方法：停用药灸条治疗，症状轻微者，一般可采用绿豆汤送黄连素。病情重者应送医院治疗。

4. 杵针治疗偏头痛

（1）疗法简介：

杵针是一种用于临床的特殊针灸器具，为李仲愚老先生所创，是用一种特别的工具，通过一定的手法，刺激腧穴，杵针治疗不刺入肌肤而调节脏腑阴阳经络治疗的方法。杵针疗法特殊穴位共分三类，分别是：

沿督脉分布的八阵穴：百会八阵、风府八阵、大椎八阵、身柱八阵、神道八阵、至阳八阵、筋缩八阵、中枢八阵、命门八阵、腰阳关八阵、腰俞八阵。

沿任、督脉分布的河车路：头部河车路（河车印脑段和河车脑椎段）、腰背部河车路（河车椎至段、河车阳命段和河车命强段）、胸腹部河车路（河车天膻段、河车膻阙段和河车阙极段）。

五官周围的八廓穴：眼八廓、耳八廓、鼻八廓、面部五轮穴。

杵针疗法的工具共有四件，分别是七曜混元杵、五星三台杵、金刚杵和奎星笔。其基本手法主要有点叩法、升降法、开阖法、运转法、分理法。

（2）杵针基本手法：

点叩法：行杵时，杵尖向施术部位反复点叩或叩击，如雀啄食，点叩频率快，压力小，触及浅者，刺激就小，为补法；点叩频率慢，压力大，触及深者，刺激就大，为泻法。此法宜用金刚杵或奎星笔在面积较小的腧穴上施术，如水沟、商阳等穴。

运转法：行杵时，七曜混元杵、五星三台杵的杵针尖，或金刚杵、奎星笔的杵柄紧贴施术腧穴的皮肤上，做从内向外，再从外向内（太极运转），或顺时针、逆时针（左右运转）方向的环形运转。临床上根据施术腧穴部位的不同而运转手法亦不同。八阵穴多作太极运转，河车路多作上下或左右运转，一般腧穴多作左右运转。

开阖法：行杵时，杵针针尖接触施杵腧穴部位的皮肤上，然后医者逐渐贯力达杵针尖，向下行杵，则为开，进杵程度以患者能忍受为度，达到使气血向四周分散的目的，随之医者慢慢将杵针向上提，但杵针针尖不能离开施术腧穴部位的皮肤，此为阖，能达到气血还原的目的。此法宜用金刚杵或奎星笔在面积较小的腧穴上施术，如翳风、水沟、隐白等穴。

升降法：行杵时，杵针针尖接触施杵腧穴的皮肤上，然后一上一下地上推下退，上推为升，下退为降，推则气血向上，退则气血向下。此法宜用金刚杵或奎星笔在面积稍大的腧穴上施术，如环跳、足三里等穴。

分理法：行杵时，杵针柄或杵针尖紧贴施术腧穴的皮肤上，做左右分推，此为分；上下推退，则为理。该法又称分筋理气法，一般多用于八阵穴和河车路穴位以及腧穴面积较大的部位治疗。以分理致皮肤潮红为度。

（3）偏头痛杵针治疗。不论何种原因所致的偏头痛，最终均可导致筋脉失养，络脉不通而痛，严重影响患者的学习、工作和生活，由此产生的社会心理障碍又会进一步加重病情，不利于患者康复。杵针治疗偏头痛，以头部的白会八阵和风府八阵为主，从脑入手调整全身阴阳，再配合全身辨证取穴施术，加强整体调节作用。

取穴以主穴百会八阵以百会穴为圆心，百会到神庭的距离为半径，画一个圆圈，然后从八个方向在圆圈上取八个点，形成八阵穴，即为外八阵；把圆心到外八阵的距离进行三等分，分别画两个圆圈，即为中八阵和内八阵。内、中、外八阵上的穴位就形成了百会八阵。风府八阵以风府穴为圆心，风府到后发际的距离为半径，取穴法同百会八阵。河车路大椎穴至命门段共七条线：中间从大椎穴至命门穴，然后平行于后正中线，分别旁开0.5、1.5、3寸，一侧3条。

（4）杵针治疗偏头痛优势：

易于掌握：具有针灸推拿的基础后，只要掌握杵针的特殊穴位、特殊工具和特殊方法，就可应用杵针疗法。

无创伤：杵针不同于普通针刺，没有皮肉破损之苦，患者没有惧针心理，更多的患者愿意接受杵针治疗，易长期坚持。

作用全：杵针疗法不针对某一具体的病症，其对多种疾病均有疗效，其作用是通过人体的整体调节实现的。

疗效卓越：杵针疗法操作时间一般较长，刺激量大，对一些缠绵难愈的顽症，长期应用，疗效尤佳。

<table>
<tr><td>案例</td><td>**江苏省 Z 市社区中医药服务现状**</td></tr>
</table>

　　Z 市位于长江下游南岸，江苏省东南部，是位于沿海和长江两大经济开发带交汇处的国际化、现代化港口城市。Z 市全市面积为 986.73 平方千米，共有常住人口 126.4 万人。全市 469 家医疗卫生机构中包含 42 家医院、6 家护理院、3 家护理站、411 家基层医疗卫生机构、6 家专业公共卫生机构，以及 1 家医疗检验所。其中基层医疗卫生机构分别由 220 家镇公立社区卫生服务机构、22 家门诊部以及 169 家村卫生室、诊所组成。全市医疗机构总人数为 12 696 人，包含卫技人员 10 588 人。卫计人员中医疗人员 4 299 人、护理人员 4 477 人、药剂人员 528 人、医技人员 534 人。按常住人口计算，每千人口卫生技术人员 8.4 人、执业（助理）医师 3.4 人、注册护士 3.5 人，每万人全科医生数达到 4.6 人。

　　1. 中医药适宜技术开展情况

　　截至 2021 年年底，全市所有社区卫生服务机构均已建设成中医室，均能提供包括刮痧类、拔罐类、灸类、推拿类等四类五项以上的中医适宜技术服务。2021 年前，全年中医诊疗人次及中医处方占全部诊疗人次及总处方的比例均能达到 35%，但自 2021 年起 Z 市施行慢病下沉社区扩面工程以来，为了切实让慢病患者享受到政策的优惠，在开具处方时需要将慢病品种的药品分开开具，单独收费，由此导致中医诊疗人次的占比和中医处方的占比从统计数据上来看有所降低，但剔除慢病处方的影响，实际的中医诊疗人次和中医处方占比基本与往年持平。而在中医适宜技术推广量方面，中医非药物疗法治疗人次的占比无论是电脑收费还是手工登记，总体占比都偏低，只有极少数的社区卫生服务站能超过 10%，绝大部分社区卫生服务站的占比不足 5%。

2. 中医药健康管理情况

Z市每年为65周岁以上的老年人提供一次中医体质辨识、中医药健康指导,为65周岁及以上的常住人口中的老年居民提供一次免费健康体检。各社区卫生服务站对体检报告开展"二次审核",根据医院临床检查结果,并结合社区掌握的该老年人生理、心理的不同状况,开展个性化的"二次健康评价和健康指导"。截至2021年年底,累计完成65周岁以上的老年人中医体质辨识156 999人,覆盖率达96.67%,老年人的健康管理率达到75%,管理合格率达到95%。全市的儿童保健门诊每年定期向0—3周岁的儿童运用中医药的方法来进行健康指导,让家长通过中医药的膳食疗法对儿童进行体质调养,按照中医的理论指导儿童养成良好的起居生活习惯,截至2021年年底,Z市儿童保健门诊中0—3周岁的儿童中医药健康管理人数达24 126人。此外,针对不同年龄的儿童,儿童保健门诊的医生按年龄阶段向家长传授相适应的穴位按摩的保健知识:向6个月、12个月的儿童家长指导按摩腹部和捏脊的方法;向18个月、24个月的儿童家长传授揉按迎香穴位和足三里穴位的方法;向30个月、36个月的儿童家长传授揉按四神聪穴位的方法。

3. 家庭中医药服务情况

Z市针对慢性病患者以及一些重点人群开展了家庭医生签约服务工作,截至2021年年底Z市慢性病患者的签约覆盖率达46.42%,而大病困难群众和计生特殊困难家庭的签约覆盖率达99.74%,白血病儿童、重疾劳模与居家离休干部自愿签约率达100%,直接减免签约群众门诊医疗费用约216万元。通过家庭医生签约服务的开展,Z市的社区卫生服务功能得到了充分的发挥。此外,Z市针对不同的家庭医生签约服务对象提供相适应的中医药服务,如艾灸、拔罐、刮痧、推拿等适宜技术;中医养生保健、中药食疗茶饮等个性化健康处方等。同时通过多种途径的健康宣讲方式来普及中医药健康养生知识,传授诸如情志调摄、运动保健、穴位按摩等中医药养生方法,来满足多元化的中医药健康需求。Z市还创新性地在部分乡镇试点点单式签约服务,提供中医药预防保健、康复治疗等特色服务,累计点单式签约人数达2 700余人。

🔆 思考

1. 简述上述地区的社区中医药开展情况？
2. 该地区还可以在哪些方面提高中医药服务能力？

第六章

社区健康管理

第一节　社区健康管理概述

一、概念

社区健康是指居住在某一社区居民这一特定群体的健康状况。社区健康管理是指以社区全体居民为服务对象,对全社区居民的生命全过程进行系统的监控、指导和维护服务,将预防保健、健康教育和疾病治疗结合到一起,落实"小病在社区、大病进医院、康复回社区"的服务模式,有效地分流患者,减轻大医院的压力,逐步缓解看病难、看病贵的问题。

二、社区健康管理的需求

（一）非传染性慢性病的逐年增长

世界卫生组织报告显示,在全球范围内非传染性疾病死亡比例从 2000 年的近 61％上升到 2019 年的近 74％[1];国家卫生健康委员会统计信息中心发布的第六次国家卫生服务调查结果显示,本次调查中人口两周就诊率为 24％,其中城市为 23.2％,农村为 24.8％,与 2013 年第五次国家卫生服务调查结果对比,两周就诊率上升了 11％。从疾病类别上看,由慢性疾病导致的两周就诊率为

---

[1] ORGANIZATION W H. World health statistics 2022: monitoring health for the SDGs, sustainable development goals[R]. 2022.

6.8%,占比 27.9%。中国居民医疗卫生服务需要量明显增加,尤其是慢性疾病医疗卫生服务需要量持续上升,疾病负担日益加重。

（二）健康危险因素的控制

1. 遗传与生物学因素

遗传与生物学因素对健康的影响除了表现在典型的遗传疾病外,还表现为现已查明的一些慢性非传染性疾病,如高血压、糖尿病、乳腺癌等家族遗传性疾病,而发育畸形、寿命长短也不排除有遗传方面的原因。此外,20 世纪初人类已经开始逐步发现引起传染病和感染性疾病的各类病原微生物,这些病原微生物也可以归为生物性致病因素。

2. 行为生活方式

人们自身的不良行为和生活方式会给个人、群体乃至社会的健康带来直接或间接的危害,行为生活方式因素对机体具有潜袭性、累积性和泛影响性的特点。行为生活方式与健康的关系不仅仅表现在不良的生活方式会导致慢性非传染性疾病出现,同时也与感染性疾病的预防与控制、卫生服务的利用与疾病治疗密切相关。

3. 环境

（1）自然环境:自然环境是指人们生活的物质环境,也是人类赖以生存的物质基础,与人们的生活、工作息息相关,如大气污染、职业不安全环境、气候变化等因素会直接或间接地影响健康。

（2）社会环境:社会环境的内涵丰富,包括社会经济、政策、教育、人们所处的社会阶层、民族、文化、社会性别准则、社会支持等,也被认为是健康的社会决定性因素。

4. 卫生服务

卫生服务是指卫生机构和卫生专业人员为了防治疾病、增进健康,运用卫生资源和各种手段,有计划、有目的地向个人、群体和社会提供必要服务的活动过程。缺医少药、低下的卫生服务能力、缺乏医疗卫生保障以及高昂的医疗费用会极大地阻碍人们对卫生服务的可及性与利用,导致广泛的健康损害。

三、社区健康管理的意义

（1）社区健康管理是从上游解决民众"看病难、看病贵"问题的最有效的方法和举措。

（2）发展社区健康管理是社区群众越来越迫切的需要。

（3）发展社区健康有利于适应疾病谱的改变。

（4）发展社区健康管理有利于充分发挥中医药（民族医药）在疾病预防控制、应对突发公共卫生事件和医疗服务中的作用。

四、我国社区健康管理服务模式

（一）以社区卫生服务机构为主体，多级医疗机构协作式开展全程中医健康管理

（1）以社区卫生服务机构为核心。

（2）服务对象涵盖了居住社区的服务人群（主要为老年人和慢病人群），也包括功能社区的部分服务人群（主要是偏颇体质人群和亚健康人群）。

（3）家庭医师联合中医医师、公卫医师提供中医体质辨识、中医健康指导、中医诊疗服务；社区提供"六位一体"的中医全过程健康管理服务和基于健康档案的中医养生保健服务；中医类别医院培训和指导业务人员、协助双向转诊服务。

（二）社区卫生服务机构作为执行参与机构，由中医类别医院开设"治未病"科，开展健康管理服务

（1）主要由区域综合医院或中医类别医院开展具体中医健康管理服务内容。

（2）工作重点集中在体检中心、康复中心、保健中心等，在健康联合体中提供集预防、体检、治疗、康复、保健于一体的综合健康服务。

五、国外社区健康管理服务模式

（一）芬兰

芬兰北卡累利阿省为了降低本地区心血管疾病的发病率和死亡率，运用流行病学和行为学的方法对该省人群健康、医疗和行为方式进行全面的检测和评估，并以社区为基础成立工作小组，通过健康宣传、协调各方利益、促进相关者参

与、改变人们的饮食结构、开展学校控烟活动、举办戒烟真人秀、利用媒体进行宣传等方式,降低心血管疾病导致的死亡率,每5年评价一次实施效果。

（二）美国

保险公司与医疗机构进行合作,保险机构直接参与医疗机构的管理。保险公司为了利益最大化而对参保人进行健康管理,健康管理费用主要由保险公司筹集。美国将健康管理纳入医保范畴并采用人头预付的支出方式。社区卫生服务机构可根据居民需求建立护理、营养、心理咨询中心,主要由专业的护士提供高质量的服务。美国每10年会出台1份健康管理计划,在28个健康领域通过467项健康指标进行全方位的健康管理。

（三）英国

英国将健康管理与公共卫生服务进行整合,将健康管理机构与社会照顾服务进行整合,主要服务对象是老年人、精神患者和残障人士。与当地社会照顾机构的合作促进了整合保健的发展。政府向GP购买服务,并实行按人头预付的支付方式。

（四）日本

1968年,日本开始启动以社区为基础的将公共卫生与个性化活动相结合的心血管疾病预防计划,采取人群和个人高血压预防和控制相结合的方式开展健康管理工作。通过有线广播、新闻通讯、小册子、广告牌等方式,卫生专业人员和志愿者开展全民健康教育运动来预防高血压;通过免费系统性筛查,转诊专科医生在当地政府和志愿者的支持下改善居民的生活方式,提供服务,用降压药物等控制血压。

第二节　社区中医健康管理

中医健康管理由中医整体观念和"治未病"思想发展而来,其理论基础是对健康的认知和状态辨识、干预和效果评价。因此,对健康状态进行整体、动态、个性化把握,可以为全方位、全生命周期的中医健康管理提供有力的理论依据和技术支撑。

一、概念

（一）健康管理

健康管理是一种适应现代生物、心理、社会发展的医学模式，是以现代健康理念为核心，运用医学和管理学的理论、方法、技术，对个人或群体的健康危险因素进行全面检测、评估和干预，实现以维护和促进健康为目的的全人、全程、全方位的医学服务过程。

（二）中医健康管理

以中医状态学为指导，以整体观念为核心思想，将中医的望、闻、问、切传统四诊疗法与现代健康管理理念、模式、技术及方法相融合，提供信息采集、风险评估、健康干预等服务，从而对人体生命活动全过程的状态进行动态、个性、全面的管理。

二、中医健康管理的主要内容

（一）中医健康管理的基本理论

1. 中医学理论

《素问遗篇·刺法论》中提到"正气存内，邪不可干"，正气是维护人体健康的根本，是机体抵抗病邪的能力。正气充盛的人，可以更好地适应外在环境的变化，防止邪气侵犯人体，避免疾病的发生。辨证论治体现了因时、因地、因人的三因制宜思想，根据不同的性别、体质、年龄及所处的地域环境等来制定相应的健康管理方案。它们不仅是中医学的理论基础，也是中医健康管理学形成的理论基础。

2. 中医状态学理论

状态是人生命过程中受到自然、社会等因素变化的刺激，人体脏腑、经络、气血做出与之相适应的调整而形成的生命态。中医状态学根据疾病发生、发展的不同阶段，将人体状态分为四类，即未病状态、欲病状态、已病状态以及病后状态。对健康状态的辨识，是建立在四诊信息的基础上的，即通过望闻问切四诊法收集人的整体信息,全面准确地分析、归纳、辨识、判断其健康状态,有利于对疾病进行预防和治疗,为中医健康管理提供理论依据。

3. 现代医学理论

现代医学是以解剖学、生理学、病理学、药理学和病原生物学等为基础发展起来的完整的医学理论体系,是指导防病和治病的依据。现代医学由临床医学、预防医学、基础医学组成。临床医学主要研究疾病的病因、诊断、治疗和预后,致力于提高临床治疗水平,促进人体健康,是医疗的核心;预防医学以一定的社会人群为对象,研究人群的健康情况和疾病在人群中的分布,主要探讨致病因素及相应的预防措施;基础医学主要研究人的生命和疾病现象的本质及其规律。三者均能对健康危险因素进行测量、评估,并为干预方案的制定提供参考,可为中医健康管理学有关于健康和疾病现象的研究提供理论依据和方法学基础。

4. 管理科学的理论

管理科学是一门研究人类管理活动规律及其应用的科学。从管理科学的角度可以把健康看作个人和社会有限资源,针对健康需求对健康资源进行计划、组织、指挥、协调和控制,即医生运用医学知识、信息技术等科学手段,对健康危险因素、人体健康信息进行监测、分析、评估、指导和干预的服务流程,从而达到对人体健康有效管理与社会健康资源优化配置的目的,可为中医健康管理学中的管理科学提供理论依据。

5. 信息技术理论

信息技术是主要用于管理和处理信息的各种技术的总称。中医健康管理的实现离不开信息技术,通过计算机可以对健康信息数据进行采集、存储、分析,互联网可以对健康进行动态管理和远程服务,增强健康管理的客观性、便捷性与技术性,并为健康管理服务的改进提供真实、科学的数据资源,进而为开展规模化中医健康管理提供理论依据和方法学基础。

（二）中医健康管理的基本技术

中医健康管理是指通过健康信息采集、健康状态辨识、健康状态调整、健康数据管理等基本技术对人体的健康状态进行分析、辨识、干预等,从而对人体健康进行有效管理。

1. 健康信息采集技术

健康信息采集技术是中医健康管理的基本技术。健康信息技术采集的是根据中医的望、闻、问、切采集生命过程中的某一阶段所表现出的健康信息。其采集对象涵盖了所有个体,包括健康人群与非健康人群。采集内容涵盖先后天因素、环境因素、个体的主观感受、病理变化等。健康信息采集的准确性、全面性是状态辨识的保障。

2. 健康状态辨识技术

健康状态辨识技术是中医健康管理的核心技术。状态辨识是根据中医状态学理论,对生命过程中某一阶段表征参数(信息)进行分析归纳,辨别程度、部位、性质等状态要素,做出状态判断的思维认识过程。辨识内容涵盖了先后天因素、社会自然环境、体质、生理病理特点以及各种因素演变规律和预后转归。健康状态辨识技术适用于各类人群、个体,并且还可用于早期诊断、临床干预和疗效评价。

3. 健康状态调整技术

健康状态调整技术是在审证求因、辨证论治原则的指导下,对采集的健康信息,有针对性地运用"自助与他助"的方法,如导引、食疗、针灸、推拿、方药、音乐、情志疗法等来改善人体的状态,使人恢复或保持良好的健康状态。

4. 健康数据管理技术

运用"互联网+"、大数据、云计算、物联网等现代科技,采集、存储、处理个人或群体的健康信息,如通过网络声音、图像传播等先进处理技术,实现对个人的望闻问切四诊信息的实时动态采集,以及利用信息软件技术,研制系统化、智能化、网络化与科研一体化的中医健康管理软件,实现健康状态辨识系统与信息网络技术的融合,实现跨领域的诊疗融合,服务中医健康管理及相关产业,提高中医药的服务质量与管理水平。

三、中医健康管理实践模式三大环节

(一)健康监测

1. 体质分类

中医体质是指在人体生命过程中,在先天禀赋和后天获得的基础上所形成的形态结构、生理功能和心理状态方面,综合的、相对稳定的固有特质。不同体质的人对环境变化的反应、对疾病的易感性和对疾病发展的倾向性不同。中医健康监测首先要建立在辨识每个人的体质的基础上,尤其是健康、亚健康人群以及慢性病患者。

2. 症状监测

处于亚健康状态的人群,理化检查并无异常,却常常出现一些身体上的不适症状,如头痛、乏力、易疲倦、耳鸣、胸闷不适、手足麻木、头脑不清爽等。对此类人群,现代医学往往不能给出明确的疾病诊断和治疗方案,因此此类人群非常适合被纳入健康管理的范围内。针对常见的亚健康症状,制定标准,实时监测症状进展情况,及时干预,将疾病扼杀在摇篮之中。

3. 证候监测

在健康监测中,证候检测主要针对慢性病人群,定期进行辨证量表填写、专业的中医师辨证,借助现代各种经络检测仪器进行全方位的证候监测,确定慢性病人群的不同证型,从而个性化、精准化地健康评估和干预。

4. 慢病监测

基于中医理论,结合现代医学疾病的诊断,利用各种医学手段和检测仪器,全方位认识和把握个人疾病状况,把握常见慢性疾病的发生发展规律,采取以中医药为主的综合治疗措施,管控危险因素,防止疾病的发生。

（二）健康评估

（1）建立基本的专业共识:确定不同体质、症状、证候、慢病人群的分级分类标准。

（2）评估分级:对服务人群的健康情况进行评估分级,进行分级管理,进而确定以后的健康监测重点和健康干预形式。

（三）健康干预

（1）健康教育:树立正确的健康观念,培养自身的健康意识和良好的生活习惯。

（2）针对"未病"人群:注重日常养生保健方法教育,包括不同体质的饮食保健指导、作息安排指导等。

（3）针对"已病"人群:根据不同病种特点,结合个人的健康监测和评估结果,配备专业人员为其制定日常的饮食安排、运动指导、就医计划等方面的方案,充分利用中医药饮食、运动、推拿、药食等多种方法进行综合性干预,从而取得更佳的干预效果。

四、中医健康管理模式的服务范式

中医健康管理模式需要合理的流程构建,使健康监测、健康评估、健康干预三大模块流畅运行,形成一个闭环结构,循环往复。理想的健康管理模式除了服务对象,还需要商业保险公司、第三方健康管理机构、政府、社区卫生中心、体检中心、医院多方共同参与。

（一）社区中医健康管理的服务流程

1. 建立中医健康档案

中医健康档案建立的根据是中医健康体检所获取的个人健康相关信息与资料,在中医个性化健康管理原则的指导下,以对疾病早发现、早干预为目的来确定检查项目,指定满足于个人实际需要的检查项目,检查所得的信息可作为干预的基础数据,以档案形式保存。

2. 中医健康状态评估

个人的健康信息包括个人的基本情况（性别、年龄等）,以及通过望闻问切采集到的信息、健康史、家族史、体格检查、生化实验室检查、生活方式、精神情况等健康数据,利用中医健康状态辨识系统对个人的健康信息进行分析、归纳、评估,辨别程度、部位、性质等状态要素,并做出状态诊断,辨别状态。

3. 中医健康咨询服务

（1）通过中医健康管理中心安排去相关咨询门诊进行沟通交流。

（2）电话、电子邮件、网络在线咨询。

（3）咨询内容:解答状态评估结果,制定个性化健康管理方案与跟踪随访服务。

4. 中医健康持续服务

根据受检者的实际需要为其提供个性化的中医健康持续服务。通过互联网等现代通信技术设备为个人提供查询健康信息、跟踪监测、中医健康指导以及定时向个人发送中医健康管理资讯和健康维护提醒等个性化中医健康服务。

5. 专项中医健康管理服务

专项中医健康管理服务主要是为有需要的个人和群体提供专项的健康管理服务。如针对健康人群、亚健康人群、高危人群、慢病人群、疾病康复期人群提供有针对性的中医健康管理服务,以便对相关健康危险因素和疾病危险因素有区别、有重点地进行专项管理,达到更好的健康管理效果。

（二）社区中医健康管理的服务内容

1. 中医健康教育服务

中医健康教育服务包括传播中医健康理念、养生保健知识、中医适宜技术;

发挥中医特色,对不同健康状态的人群或个人进行有针对性的健康指导。

2. 中医健康管理服务

(1) 未病态:未病态是指对于各种各样的刺激,人体可以通过自我调整,使人体脏腑、经络、气血等处于稳态平衡状态,即机体处于"阴平阳秘"状态。中医健康管理服务针对未病态就是在疾病未发生之前要调摄情志,适度劳逸,合理膳食,适量运动,谨慎起居,维持人体的健康状态。中医学还倡导气功、导引等有益于身心健康的健身方法,同时强调可以运用针灸、推拿、药物调理等方法调节机体的生理状态,以达到保健和防病的目的。

(2) 欲病态:欲病态是介于未病态与已病态之间的状态。欲病之病,在外表上虽然有不适的症状表现,但仅仅是"苦似不如平常",医生又不足以诊断为某一种疾病,因而易被人忽视。对于欲病态可通过中医健康管理服务模式,做出正确的状态辨识,然后对饮食、起居、运动、心态等进行调试。

(3) 已病态:已病态是指外在刺激或体内的应激能力超过了人体的自身调节能力,脏腑、经络、气血的功能出现了偏颇,处于"阴阳失衡"状态。此时应多观察其病因,审其病症,遏其病势,先安未受邪之地,防微杜渐,避免疾病向不好的方向转变。通过中医健康管理服务,做好早期干预,即使逆转不良态势,对患者进行积极治疗、调养,做到早诊断,早治疗,阻断疾病的进一步发展。

(4) 病后态:病后态又称"瘥后态",是指疾病的基本证候解除以后,到机体完全康复的一段时间,包括痊愈和好转。痊愈为疾病证候虽完全消失但正气未必完全恢复;好转为疾病证候虽明显减轻,但未完全消失。病后态的阴阳自合往往极不稳定,稍有不慎即可再次患病。因此对于病后态需要扶正祛邪,加强调摄,防止疾病复发。

第三节　重点人群健康管理

根据 2017 年国家卫生计生委印发的《国家基本公共卫生服务规范(第三版)》规定,社区重点人群包括 0—6 岁儿童、孕产妇老年人、慢性病、严重精神障碍和肺结核患者。本节对前三类人群进行具体阐述。

一、0—6 岁儿童健康管理

（一）特征

1. 分期

（1）婴儿期：婴儿期指出生至 12 个月，其中新生儿期是指出生至 28 天。

（2）幼儿期：1 周岁到未满 3 周岁。

（3）学龄前期：3 周岁至 6 周岁入学前阶段。

2. 特点

（1）婴幼儿。体格生长迅速；营养素需要与消化功能不匹配；认知功能快速发展。

（2）学龄前期。身高体重稳定增长；消化吸收能力渐趋完善；神经心理系统逐步完善；免疫功能活跃；营养素需求较高。

（二）健康风险

1. 婴儿期

（1）消化功能紊乱：呕吐、腹泻。

（2）营养不良：铁缺乏。

（3）各种感染性疾病和传染病：呼吸道感染。

（4）抽搐、高热惊厥。

2. 幼儿期

（1）意外事故和中毒。

（2）营养不良。

（3）消化功能紊乱和食物过敏。

（4）传染和寄生虫病。

3. 婴幼儿常见病症

（1）发热。

（2）寄生虫感染。

（3）缺铁性贫血与缺锌。

（4）肥胖。

（5）视力低下。

（6）儿童脊柱畸形。

4．学龄前期

（1）龋齿。

（2）消化道损伤。

（3）厌食和腹泻。

（4）不良饮食习惯：挑食、偏食、暴饮暴食。

（5）胸廓、脊柱发育畸形。

（三）健康管理要点

1．婴幼儿

（1）家庭：①合理喂养、均衡饮食：母乳喂养、合理添加辅食、注意观察食物过敏表现；②培养良好习惯：饮食、睡眠、正确排尿、卫生、锻炼、免疫接种、定期检查。

（2）社区：①建立儿童保健系统管理保健卡；②开展新生儿访视；③定期健康体检；④生长发育监测；⑤体弱儿管理。

2．学龄前儿童

（1）平衡膳食。

（2）全面发展健康教育。

（3）定期检查、有效预防。

（4）重视安全教育。

（5）重视入学前教育。

二、中老年人群健康管理

（一）特征

1．生理特征

（1）运动系统：肌肉衰退、骨质疏松、关节退化。

（2）心血管系统：心输出量降低、血管和心脏弹性降低、血胆固醇增高。

（3）呼吸系统：肺功能下降、肺活量、最大通气量等出现进行性下降。

（4）神经系统：平衡能力和神经系统工作能力下降，视听功能减退，记忆力减退，反应迟钝，易疲劳。

（5）消化系统：消化功能明显减退。

(6) 内分泌系统:胰岛功能减弱,胰岛素分泌量减少;性腺功能逐渐减弱,性欲减退。

(7) 免疫系统:免疫功能显著下降。

2. 心理特征

(1) 中年人:①家庭压力:多重身份的压力;婚姻厌倦;丧偶精神创伤;②自身压力:期望与现实不符;亲子关系及矛盾;③工作压力:竞争压力;中年危机。

(2) 老年人:①认知能力下降:记忆力衰退、感觉迟钝、智力水平下降;②心理障碍:孤独寂寞、易怒恐惧、抑郁焦虑;③社会适应性下降:退休综合征、空巢综合征。

(二) 健康风险

1. 中年人

(1) 工作和生活压力调节不当。

(2) 不健康的生活方式。

(3) 吸烟及过量饮酒。

(4) 不合理的饮食及缺乏锻炼。

(5) 缺乏对健康生活的认知。

2. 老年人

(1) 健康风险:①跌倒;②认知障碍;③睡眠障碍:失眠、多梦;④营养不良:吸收障碍。

(2) 慢病特征:①多病并存;②生理退化和病理表现界限不明;③临床表现不典型;④病因复杂;⑤容易出现多器官衰竭;⑥容易出现药物不良反应。

(三) 健康管理要点

(1) 均衡饮食,保证营养需求。

(2) 养成锻炼的良好习惯。

(3) 放松心态。

(4) 预防跌倒。

(5) 预防痴呆:坚持或发展业余爱好,多交流。

(6) 注意腰背部和膝关节的保健。

三、孕产妇健康管理

（一）特征

1. 生理特征

（1）生殖系统：子宫宫体增大，宫壁变薄，血流量增加；卵巢停止排卵，月经停止；阴道 pH 值下降，抑制阴道内致病菌；乳房增大，乳头乳晕着色，出现蒙氏结节。

（2）心血管系统：心率加快，出现功能性心脏杂音；心输出量增加；仰卧位低血压综合征。

（3）循环系统：血容量增加，血液稀释；生理性贫血；血液高凝。

（4）泌尿系统：尿频，夜尿增多；假性糖尿。

（5）呼吸系统：胸式呼吸，呼吸较深。

（6）消化系统：早孕反应，牙龈易出血、便秘。

（7）皮肤：色素沉着、妊娠黄褐斑、妊娠纹。

（8）新陈代谢：体重增加、血脂升高，孕后期可能会出现水肿、正氮平衡的情况。

（9）骨骼关节：腰骶痛。

2. 心理特征

（1）震惊与矛盾。意外怀孕、生理和心理上的系列变化、生活方式的改变、现实与理想之间的落差（事业、学业或旅行计划等）等均会让孕产妇感到不知所措和震惊。

（2）焦虑、抑郁以及情绪不稳定。①荷尔蒙水平变化：孕妇体内的雌激素和孕激素水平升高，可能会导致出现情绪波动、易怒和疲劳等。②身体变化：体重增加、皮肤变化、胃肠道问题等，这些变化可能会对孕妇的情绪产生负面影响。③压力：怀孕和生育带来的一些压力和不确定性。孕妇可能担心自己是否能够承担起母亲的责任，或者担心家庭是否有足够的资源来支持新生命的到来，以及如何平衡家庭和事业或学业。④孤独感：分娩后，家庭成员可能将注意力更多地放在新生儿身上，忽视产妇的生理和心理需求，这可能会导致孕妇感到沮丧和无助。⑤生活方式改变：怀孕和生育可能导致产妇出现一些生活方式上的变化，如新生儿需要频繁地喂奶和换尿布，这可能会导致产妇睡眠不足。睡眠不足可能会对情绪产生负面影响,使产妇更容易出现抑郁症状。

（二）健康风险

1. 妊娠前期

（1）严重遗传性疾病:如先天性心脏病、血友病、色盲等。

（2）指定传染病:如乙肝、艾滋病等。

（3）精神病:如抑郁症、焦虑症、精神分裂症、双相情感障碍等。

（4）其他:如高血压、糖尿病等。

2. 妊娠期

（1）受孕时机不妥:高龄产妇、低龄产妇。

（2）高危妊娠:子痫、先心病、胎盘前置、胎盘剥离、多胎妊娠等。

（3）消化系统症状:便秘。

（4）营养不良或营养过剩。

（5）贫血:如缺铁性贫血。

（6）下肢浮肿、下肢肌肉痉挛、下肢及外阴静脉曲张。

（7）仰卧位低血压。

（8）假丝酵母菌阴道炎。

（9）腰背痛。

（10）痔疮。

3. 产褥期

（1）产后便秘、产后尿潴留。

（2）子宫复旧不良。

（3）产褥感染。

（4）产后出血、会阴伤口愈合不良或硬结。

（5）产后抑郁。

（6）盆底肌松弛。

（7）痔疮。

（8）哺乳问题。

4. 其他

（1）生殖道感染:阴道炎、盆腔炎。

（2）肿瘤相关疾病:子宫肌瘤、卵巢肿瘤。

（三）健康管理要点

1. 婚前

（1）婚检：血常规、尿常规、肝肾功能、心电图、传染病检查、相关疾病筛查、妇科检查等。

（2）卫生指导：饮食、运动、睡眠、心理健康、预防传染病、合理避孕、健康检查等。

（3）选择最佳受孕时期。一般认为女性月经周期的第 14 天左右是最佳受孕时期。可通过测量基础体温、排卵试纸、B 超等方法进行判断。同时，建议准备怀孕的夫妻养成健康的生活习惯，改变吸烟、饮酒、过度劳累等不良习惯，以提高受孕概率。

2. 妊娠及产褥期

（1）加强高危妊娠筛查。孕产妇血压监测、血糖检查、尿常规、宫高测量、B 超检查、羊水穿刺、产前筛查（包括唐氏综合征、三体综合征）等。

（2）相关健康危险因素针对性处理。针对孕期高血压和子痫前期，定期测量血压，发现异常及时就医。同时，建议孕妇保持充足的休息时间，避免过度劳累，控制体重增长。针对妊娠期糖尿病，建议孕妇控制饮食，避免高糖食物，保持适当运动。针对胎儿宫内生长受限的问题，建议孕妇保持充足营养，避免过度节食和贫血。针对胎儿遗传性疾病，对高风险人群进行产前筛查和基因检测，发现异常情况应及时进行干预和治疗。

（3）加强孕期饮食营养及生活方式管理。在饮食方面：①均衡饮食，孕妇应保持均衡饮食，摄入适量的碳水化合物、蛋白质、脂肪、维生素和矿物质。②多吃蔬菜水果，孕妇应多吃蔬菜水果，以摄入足够的维生素和纤维素。③少吃高脂肪、高糖分和高盐的食物，孕妇应避免过多食用高脂肪、高糖分和高盐的食物，以预防妊娠期高血压和妊娠期糖尿病等疾病。④注意食品安全，孕妇应注意食品卫生，避免生食、半生食或食用未经烹调的食品，以防止感染细菌和病毒。在生活方式方面：①适当运动，孕妇应进行适当的体育锻炼，如散步、游泳等，以增强身体素质和免疫力。②充足休息。孕妇应保持充足的睡眠，每天睡眠时间应在7—9 小时。③避免吸烟、饮酒和接触有害物质：孕妇应避免吸烟、饮酒和接触有害物质，以保护胎儿健康。

（4）注意孕妇的心理变化：注意孕产妇的焦虑、抑郁情绪以及情绪不稳定状况。

（5）产后应尽早运动，有助于盆底肌修复。

（6）注意性生活和性器官卫生，定期检查，预防传播性疾病。

第四节　亚健康人群健康管理

一、概念

健康不仅仅是没有疾病的状态，而是包括身体、心理和社会适应能力完整的状态。亚健康是指人们在身心、情感方面处于健康与疾病之间的健康低质量状态与体验，是非器质性改变或未被确诊为某种疾病，但身体出现功能上变化的状态。亚健康状态人群包括以身心疲劳和生物钟紊乱，以及睡眠障碍为主要特征的人群，这是健康管理的最大目标人群。对于这部分人的管理重点是状态调理、风险因素调控、健康改善与把握健康未来走向。

二、亚健康人群的健康管理

（一）造成亚健康状态的原因

（1）工作任务重，精神压力大人群。

（2）工作节奏快，生活无规律人群。

（3）对新生活或工作环境适应性差的人群。

（4）久坐、过度用脑或缺少体力活动者。

（5）情感空虚，悲观郁闷人群。

（6）经常有人事纷扰或官事缠身人群。

（7）特殊职业人群：运动员、军事作业人员、公安干警。

（8）遭遇突发事件或受精神打击人群。

（9）处于机体生长发育转折期人群：青少年、孕妇、更年期男女。

（10）有不良生活习惯和恶习者：嗜烟、酗酒、嗜赌。

（二）管理亚健康人群的主要措施

1. 预防原则

（1）树立健康中心观念，提高自我保健意识。

（2）适时缓解过度的紧张情绪和压力。

（3）顺应生物钟,充分休息和睡眠。

（4）远离致病危险因子和缩短在污染环境中的暴露时间。

（5）改变不良生活方式和习惯。

（6）提高免疫力,全面、均衡、适量补充营养。

2. 综合干预策略

（1）仔细界定,科学评估,辨证施治。

（2）去除诱因,综合干预。

（3）发挥中医药在亚健康干预中的地位和作用:①"治未病"思想的指导意义;②辨证施治;③中医养生调理,标本兼治。

（4）对于以躯体表现为主的亚健康干预策略:①营养调理;②缓解紧张情绪,减轻压力,休息和睡眠充足;③中医中药辨证施治;④物理和自然疗法。

（5）对于以心理表现为主的亚健康干预策略:①心理疏导与调理;②适度发泄与倾诉;③坚持有氧运动;④音乐疗法;⑤中医中药;⑥其他:改善生活和居住环境,争取家庭与友情支持。

（6）对于以社会适应不良为主的亚健康干预策略:①主动改善居住或工作环境;②学习与沟通;③学会放弃和重新选择;④学会给自己定位和进行转换角色;⑤适度调整目标和欲望;⑥主动获取他人的支持和帮助。

（7）对于以道德不良为主的亚健康干预策略:①加强学习和修养;②稳定情绪,调整好心态;③正确对待荣辱、奖惩;④学会与他人相处;⑤主动为别人做点事以获取众人谅解;⑥对自己不要过于苛刻,不要走极端。

案例　三亚市某社区健康管理服务模式
——以海南省三亚市某社区为例

2017 年开盘的某社区,是海南及三亚政府重点项目,位于海南三亚市(某)旅游度假区,项目占地约 100 亩,由 9 栋康养住宅及一座综合医院构成。该社区规划建设用地 65 129.53 平方米,其中 A-01 地块为综合性医院,规划建设用地 14 458.51 平方米,A-02 地块为住宅社区,规划建设用地 50 650.53 平方米,总户数 1 771 户。容积率达 2.37,绿化率达 45%,楼间距高达约 50 米。该社区主打七大养老概念:一键呼叫系统;智能一键医护专线系统;专属健康档案;养老公寓;省、市直医保;定期免费体检;家庭病房。这些服务都是由具有养老、医疗机构经验的工作人员组成的物业公司提供。

(1) 一键呼叫系统:每套房内设置三处一键呼叫系统,位于客厅、卧室、卫生间。当业主发现紧急情况时,可通过一键呼叫系统直联物业,物业管理处会帮助业主转接急诊,随呼随到。

(2) 智能一键医护专线系统:每套房子设置一部智能电话,当业主发生紧急情况,可按智能电话中原先设置好的按键,直联医院急诊部门,医院急诊部将显示出业主家的位置及房号,并且显示出业主及家人的健康档案,业主只要报上名字即可,医护人员将第一时间上门为业主服务,为业主争取抢救的时间。

(3) 专属健康档案:三亚分院成立住宅医疗保健处,将社区全体业主作为贵宾级的出诊对象,为每位业主建立专属健康档案。由专人专职统一管理,使医生在就诊前就对业主之前的身体情况非常了解,最大限度地保证治疗的及时及准确。同时,针对健康档案中特殊人群,请医院专家予以相应的健康指导。

(4) 养老公寓:社区选取2号楼作为专门的养老公寓,采用专业的日本适老化设计及设施配套,养老公寓由专业的养老机构运营。

(5) 省、市直医保:目前医院已经开通了省直及市直医保,即将逐渐开通省内其他医保,可使业主在异地就医,享受到医保的便利。

(6) 定期免费体检:业主每年享受一次免费体检,每户两个名额。

(7) 家庭病房:某医科大附属医院为该社区业主打造的尊贵服务,让有需要的业主,不用出门,在家就能得到专家上门就诊、处置及康复保健治疗的服务。

社区根据居民大多处于高年龄段的特性,在房屋设计中针对老年人群居住的安全性和便利性进行了有针对性的硬件改造、家具家装改造、辅具配备和智能化用具配备。在此基础上,该社区健康管理服务实现了线上与线下的结合,为居民健康提供多方面的保障。

线上,该社区通过构建智慧颐养平台,将居民的生活起居管理、生命全周期健康大数据管理、物业管理、智能化穿戴设备、互联网+微超市、时间银行等服务模块深度整合,通过平台终端和会员随身携带的穿戴设备,提供健康数据采集、智能定位、紧急呼救、电子围栏等多项健康保障服务。其中,"时间银行"是从美国引入的一项特色社区服务,具体指志愿者将参与公益服务的时间存进"时间银行",当自己遭遇困难时就可以从中支取"被服务时间"。

在线下,该社区在每套房间的客厅、卧室、卫生间均有设置一键呼叫系统,当社区居民发生或发现紧急情况时,可通过一键呼叫系统直接联系物业,由物业提供相关服务,如果有医疗救助方面的需求也会帮助社区居民转接到医院急诊。

　　除一键呼叫系统外,每套房间都配套有一部智能电话,当社区居民发生紧急情况时,可按在智能电话中设置好的按键,直接联系医院急诊部门,医院急诊部将获取业主家的位置及房号,并且获取该户家庭的居民健康档案,社区居民只要告知相关服务人员自己的名字,就会有医护人员在第一时间提供上门急救和诊疗服务。

　　此外,社区联合医院还为居民提供上门诊疗护理、健康配餐、定期体检等多项健康保障性服务。

💡 思考

1. 该社区健康管理的特点是什么? 对其他社区有何借鉴意义?
2. 你认为该社区健康管理还存在哪些不足?

第七章

社区慢性非传染病疾病管理

第一节　社区慢性非传染性疾病管理概述

一、慢性非传染性疾病管理

（一）慢性非传染性疾病的概念

慢性非传染性疾病简称慢性病（慢病），不是特指某种疾病，而是对一组起病隐匿、病程长、缺乏明确的病因证据，一旦发病即病情迁延不愈的非传染性疾病的概括性总称。根据 2017 年国务院发文《中国防治慢性病中长期规划（2017—2025 年）》对慢性病的界定①，慢性病主要包括了心脑血管疾病、癌症、慢性呼吸系统疾病以及内分泌、肾脏、骨骼、神经等方面的疾病，如糖尿病、高血压、非酒精性脂肪肝、脑卒中、冠心病、高脂血症、慢性阻塞性肺炎等疾病均属于慢性病范畴。

（二）产生慢性非传染性疾病的危险因素

首先慢性病的发生和流行与社会、经济、人口、行为、环境等因素密切相关。不良的生活方式，如饮食不合理、身体活动不够、吸烟和酗酒等是造成多种慢性病的主要危险因素，包含高胆固醇、高动物脂肪、高盐及刺激性的饮食及不良饮食习惯；其次是自然环境与社会环境的影响，包括空气污染、噪声污染、水源土壤污染等与恶性肿瘤或肺部疾病等慢性病的发生密切相关；此外，个人遗传、生物

---

① 国务院办公厅. 中国防治慢性病中长期规划（2017—2025 年）[Z]. 2017-01-22.

以及家庭因素也是导致慢性病发生的关键因素。比如家庭对个体健康行为和生活方式的影响,许多慢性病,如高血压、糖尿病、乳腺癌、消化性溃疡、精神疾病、动脉粥样硬化等疾病都有家族聚集倾向,可能与遗传因素、生活方式和生活习惯相关。而精神心理因素,如生活、工作压力引起的紧张、焦虑、恐惧及失眠等负面影响,长期处于这种负面情绪的影响下,血压升高、血中胆固醇增加及身体免疫能力下降等可能性将增大,导致慢性病发生的可能随之增加;最后,人们对慢性病普遍缺乏正确的认识,以及对慢性病的防治重视不够,也是导致慢性病问题越发严峻的原因(见图7-1)。

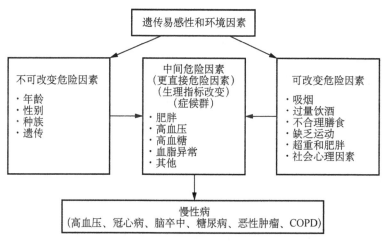

图 7-1　危险因素与慢性病的关系

（三）慢性病的流行现状

随着国家工业化、城镇化、人口老龄化进程的不断加快,居民生活方式、生态环境、食品安全状况等对健康的影响逐步显现,慢性病发病、患病和死亡人数不断增多,所带来的危害除了威胁人类健康以外,严重耗费社会资源,是影响我国经济和社会发展的重大公共卫生问题,已成为我国城乡居民死亡的主要原因,其患病率和死亡率持续上升,患者基数将不断扩大。

世卫组织(WHO)发布的《2023世界卫生统计报告》显示[1],2000年,全球61%的死亡(3 100万)归因于慢性病,到2019年该比例增加至74%(4 100万)。在诸多慢性病中,造成最多死亡人数的前四类死因分别为心血管疾病、癌症和慢

---

① 世界卫生组织. 2023年世界卫生统计报告. 2023-05-19.

性呼吸系统疾病及糖尿病。其中,心脑血管疾病死亡人数为 1 790 万人;肿瘤死亡人数为 930 万人;慢性呼吸系统疾病死亡人数为 410 万人;糖尿病死亡人数为 200 万人。

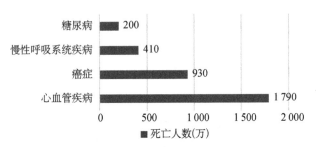

图 7-2 2019 年全球慢性病死亡死因分析

截至目前,国内慢性病患者人数已达数亿,仅高血压患者人数就高达 2.66 亿,并且其还有五六个亿的后备军,即高血压高危人群,而肥胖人数 8 960 万(全球第一),血脂异常 4 亿多人,糖尿病 1.3 亿人(全球第一)、脂肪肝约 2 亿人,每年确诊癌症人数则多达 300 多万。

(四)慢性病的疾病负担

由于慢性病久治不愈的特性,对个人、家庭和社会都将带来严重的疾病和经济负担。目前,慢性病占全球疾病负担的一半以上,在未来 10 年间慢性病负担将不断上升,尤其在发展中国家,预计 80% 的疾病负担将来自慢性病。联合国大会预防和控制非传染性疾病高级别会议①的数据显示,我国慢性病

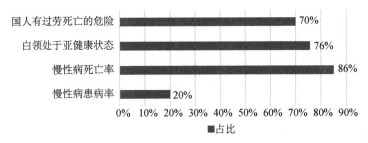

图 7-3 2019 年中国国民健康与营养大数据

———————

① 联合国大会(联大)第三次预防和控制非传染性疾病高级别会议于 2018 年 9 月 27 日在纽约联合国总部举行,与会代表达成一份政治宣言草案,承诺加速落实防控非传染性疾病相关目标。

导致的死亡人数已经占到总死亡人数的 85％，导致的疾病负担已占总疾病负担的 70％，预计 2018 年后的 20 年内，慢性病将给全球造成 30 万亿美元的损失，相当于 2010 年世界生产总值的 48％。但在全世界，卫生服务体系主要还是以急性保健模式为主，即患病就医，这样的服务体系将导致医疗费用不断增加，社会和个人负担不断加重，而人群的健康状况却得不到根本的改善。

（五）慢性非传染性疾病管理的概念

慢性非传染性疾病管理主要是指从事慢性病治疗与预防的相关人员为慢性病患者提供全面、主动、有效的管理，从而使慢性病患者得到更好的治疗，以促进其康复，降低并发症的发生率，减轻疾病给患者造成的各种负担，从而提高生活质量的一种科学管理模式。内容包括对慢性非传染性疾病及其风险因素进行定期的检查，连续性地监测，评估和综合干预管理，而管理的内涵主要包括慢性病的早期筛查、慢性病的风险预测、预警与干预，以及对慢病人群的综合管理，最终对管理效果进行评估等。

目前，随着社会经济的发展、居民生活水平的不断提高、生活方式的快速转变以及人口老龄化等影响，我国居民的慢性病患病率不断提升，表现出高患病率和低治愈率的趋势，由于慢性病具有发病隐匿、潜伏期长、病程长、流行广、医疗费用高及致残致死率高等特点，患者的医疗及经济等生活负担大，并且各慢性病之间较易相互促成和并发，在加重疾病负担的同时，严重影响了患者的生活质量。虽然慢性病一旦发病，病情迁延不愈，但由于慢性病特殊的危险因素，我们还是可以对其进行有效预防和控制的。因此慢性病不仅仅依赖于医院治疗，更应注重干预和管理，随着《"健康中国 2030"规划纲要》的实施，慢病综合防控已成为改善国民健康的重要任务。

（六）国内外慢性非传染性疾病管理发展阶段

发达国家对于慢性病管理的探索较早。以美国为例，美国慢性病管理行业最早可追溯至 1950 年以前，先后经历了没有医疗保险制度、医疗保险播种萌芽、成本管制期、成果测量与责任确认、药学服务建立五个发展阶段。目前，由于美国慢性病管理的医疗环境优势明显，建立了相对完整的健康管理服务体系，因此美国在慢性病管理领域成效显著（见表 7-1）。

表 7-1　美国慢性病管理发展阶段

时间	阶段	内　容
1950 年前	没有医疗保险制度	在此时期,民众到医院看病都必须自己负担费用,医疗行为只是医师与病人的关系。药房只以"药物"为中心,提供药物以及简单的药物使用指导。
1950—1970 年	医疗保险播种萌芽	私人医疗保险公司纷纷成立,为美国民众提供各种不同的医疗保险。1965 年,美国政府也开始为美国民众提供医疗保险:一个是 Medicare,对象为 65 岁以上老年人;另一种是 Medicaid,是提供给低收入民众的医疗保险。
1970—1990 年	成本管制期	由于医疗费用支出的大幅增高,甚至还有很多浪费的情况,降低医疗费用支出与减少医疗浪费开始引起重视。美国政府开始采取一系列的成本管制措施,包括降低药价,限制用药等,抑制医疗费用的持续上涨,然而成效不大。
1990—2000 年	成果测量与责任确认	美国政府与医疗界发现,60% 以上的慢性病患者没有按照医嘱服药,产生的依从性差等问题是造成疗效不佳、产生并发症的问题所在,也是造成医疗费用支出无法管控的潜在因素。所以提高慢性病患者的依从性是关键,由社区药房与医师负责。
2000 年至今	药学服务费建立	2000 年以来,药房、药师追踪管理患者服药依从性以及提升慢性病患者疗效与生活质量的重要性受到了各国与社会各界的普遍认识与肯定,其社会地位大幅度提升。医疗保险机构开始给予药房"医学服务费,也称为药事照顾费"的报酬(即医疗保险给付)。

　　相比发达国家,发展中国家在慢性病管理领域的探索较晚,但基于严峻形势,整体发展较发达国家更快。中国在 2009 年开始实施的国家基本公共卫生服务,其中基本公共卫生服务项目之一的慢性病患者健康管理便是实行慢性病管理的重要举措之一。该项基本公共卫生服务管理的对象为辖区内 35 岁及以上常住居民中原发性高血压患者及 2 型糖尿病患者,服务内容包括检查、随访评估、分类干预和健康体检,项目的实施可以减少主要的疾病危险因素、预防和控制疾病的发生和流行,建立维护居民健康的第一道屏障,可促进居民健康意识的提高和不良生活方式的改变,及时尽早地树立自我健康管理的观念。

　　慢性病管理是中西方国家十分关注和亟待解决的问题。综合来看,全球慢性病管理方兴未艾。一方面,各国对于慢性病管理的投入在不断加大。欧盟

2015 年的调查显示,欧盟每年用于治疗慢性病的支出约为 7 000 亿欧元,占到欧盟医疗支出的 70%—80%。以我国为例,为有效防治慢病,近年来,我国不断加大对慢性病管理的投入和支持,2016 年我国慢性病支出约为 32 441.5 亿元,占卫生总费用的 70% 左右;另一方面,各国也相继出台了一系列支持慢病管理发展的政策。比如近年来,我国陆续出台了多项慢性病防治政策,例如家庭医生签约制、"医防融合"等服务模式及以"健康为中心"的慢性病综合管理。在《中国防治慢性病中长期规划(2017—2025 年)》中也提出,到 2025 年,慢性病危险因素应得到有效控制,实现全人群全生命周期健康管理,力争 30—70 岁人群因心脑血管疾病、癌症、慢性呼吸系统疾病和糖尿病导致的过早死亡率较 2015 年降低 20%,逐步延长居民健康期望寿命,有效控制慢性病疾病负担(见表 7-2)。

表 7-2　中国防治慢性病中长期规划中提出的主要指标

主要指标	基线	2020 年	2025 年	属性
心脑血管疾病死亡率(1/10 万)	241.3/10 万	下降 10%	下降 15%	预期性
总体癌症 5 年生存率(%)	30.9%	提高 5%	提高 10%	预期性
高发地区重点癌种早诊率(%)	48%	55%	60%	预期性
70 岁以下人群慢性呼吸系统疾病死亡率(1/10 万)	11.96/10 万	下降 10%	下降 15%	预期性
40 岁以上居民肺功能检测率(%)	7.1%	15%	25%	预期性
高血压患者管理人数(万人)	8 835	10 000	11 000	预期性
糖尿病患者管理人数(万人)	2 614	3 500	4 000	预期性
高血压、糖尿病患者规范管理率(%)	50%	60%	70%	预期性
35 岁以上居民年度血脂检测率(%)	19.4%	25%	30%	预期性
65 岁以上老年人中医药健康管理率(%)	45%	65%	80%	预期性
居民健康素养水平(%)	10%	大于 20%	25%	预期性
全民健康生活方式行动县(区)覆盖率(%)	80.9%	90%	95%	预期性
经常参加体育锻炼的人数(亿人)	3.6	4.35	5	预期性
15 岁以上人群吸烟率(%)	27.7%	控制在 25% 以内	控制在 20% 以内	预期性

（续表）

主要指标	基线	2020 年	2025 年	属性
人均每日食盐摄入量（克）	10.5	下降 10%	下降 15%	预期性
国家慢性病综合防控示范区覆盖率（%）	9.3%	15%	20%	预期性

为实现《中国防治慢性病中长期规划（2017—2025 年）》中的各大核心目标，规划提出的策略和措施有：

（1）加强健康教育，提升全民健康素质。

（2）实施早诊早治，降低高危人群发病风险。

（3）强化规范诊疗，提升治疗效果。

（4）促进医防协同，实现全流程健康管理。

（5）完善保障政策，切实减轻群众就医负担。

（6）控制危险因素，营造健康支持性环境。

（7）统筹社会资源，创新驱动健康服务业发展。

（8）增强科技支撑，促进监测评价和研发创新。

二、社区慢性非传染性疾病管理

（一）社区慢性非传染性疾病管理的定义

目前，心脑血管疾病（冠心病、高血压、脑卒中等）、糖尿病、恶性肿瘤、慢性呼吸系统疾病等成为严重影响社区居民身体健康的慢性病，位居我国死亡率最高的疾病排名前五位，其中以高血压、糖尿病、冠心病等疾病最为常见。而对于慢性病患者来说，他们多数的时间是在家庭和社区中度过的，因此加强社区慢病管理，对改善和提高社区慢性病患者的生活质量有着积极作用。同时，为实现"健康中国 2030"，推进"以治病为中心"向"以健康为中心"的转变，以及为了有效推动分级诊疗，慢性病的管理逐渐从大医院转向社区，社区慢性病管理是慢病综合防治管理中的重要部分。因此加强和完善社区慢病管理具有十分重要的意义。

社区慢病管理，就是在政府的大力支持下，以社区为单位，以社区内影响人们健康的发病率较高的慢性病作为目标，采取有计划的、全面的、主动的、持续有效的指导干预管理，从而降低慢性病的致伤、致残和致死率以及减少其他并发症，提高疾病治愈率和居民生活质量的一种科学、健康的管理方法。

（二）社区慢性非传染性疾病管理的意义

转变医学管理模式，充分发挥社区卫生服务的优势，在社区进行慢性病管理，对增强社区居民预防疾病和自我健康保健管理的意识，改善慢性病患者的健康状况并提高生活质量，起到了关键作用。在社区对慢性病进行管理，于患者而言，可以提高治疗效果，促进康复，还能降低其他并发症的发生率，减轻患者、家庭和社会的医疗及经济负担，提高患者的生活质量；对于医务工作者而言，可提高社区医生对相关疾病的认识，实现对疾病的全程管理，进而提升社区医疗服务的综合管理能力；对于社会而言，科学的慢性病管理可以有效控制慢性病的发生与发展，减少医疗卫生支出和医疗资源的不必要浪费，推进分级诊疗和"健康中国2030"的建设。总之，社区慢病管理需要个人、社区医务人员、社会及政府之间的相互协调和不断完善，共同做好慢性病的社区干预管理工作，这将有利于提高居民的自我防病、治病意识及健康保健意识，降低各种慢性病的发病率和减少并发症，从而促进国家和社区的和谐发展。

三、社区慢性非传染性疾病管理的内容

（一）基层医疗机构的慢性非传染性疾病管理

在了解社区慢病管理相关内容之前，我们先从基层医疗机构的慢病管理内容入手。基层医疗卫生机构包括城市社区卫生服务中心和服务站、农村乡镇卫生院和村卫生室，它们在慢病管理方面的主要职责包括：

（1）承担35岁以上患者首诊测血压工作，承担辖区慢性病高风险人群发现、登记、指导和管理工作。

（2）承担明确诊断的高血压、糖尿病等慢性病患者的建档、定期干预指导和随访管理。

（3）承担辖区居民慢性病及其所致并发症和残疾的康复工作，提供康复指导、随访、治疗、护理等服务。

（4）开展辖区健康促进工作，开设健康课堂，组织健康日宣传活动。

（5）建立居民健康档案，并根据其主要健康问题和服务提供情况填写相应记录。

（6）承担国家、辖区慢性病监测任务，有条件的地区开展死亡登记和死因调查、恶性肿瘤发病登记、新发脑卒中和心肌梗死病例报告等。

（7）与上级医院建立双向转诊机制。

（8）城市社区卫生服务中心和农村乡镇卫生院承担对社区卫生服务站和村卫生室慢性病防控的指导和管理工作。

从基层医疗机构的慢病管理内容上看，社区相关的慢病管理可在其内容上，根据社区自身的实际情况进一步地细化和具体化，也可将其作为管理目标和实施准则，进一步规范社区慢病管理。

（二）社区慢性非传染性疾病管理的原则

早在 1998 年，世界卫生组织（WHO）慢性病行动框架指出，任何地区和国家在制定慢性病防治的策略和防治措施时，都至少要考虑以下的原则：

（1）强调在社区及家庭水平上减少最常见慢性病的共同危险因素（不良生活方式、缺乏体育运动、吸烟酗酒等），进行生命全程预防管理。

（2）三级预防并重，采取以健康教育、健康促进为主要手段的综合措施，把慢性病作为一类疾病来进行共同的防治。

（3）全人群策略和高危人群策略并重。

（4）将传统的卫生服务内容、方式向包括鼓励患者共同参与、促进和支持患者自我管理、加强患者定期随访、加强与社区和家庭合作等内容的慢性病保健模式发展。

（5）加强社区慢性病防治的行动。

（6）改变行为危险因素预防慢性病时，应以生态健康促进模式及科学的行为改变理论作为指导，建立以政策及环境改变为主要策略的综合性社区行为危险因素干预项目。

（三）社区慢性非传染性疾病管理模式

1. 群组管理模式

群组管理模式是指将医疗资源利用率较高的个体或者患有相同或不同疾病（但在某方面具有共同特征）的个体组织在一起，然后由卫生服务人员对其实施健康教育和个体诊疗的疾病管理模式，国外又称为"shared medical appointments，SMAs"。群组管理是一种集诊疗与管理、群体健康教育和个性化治疗于一体的新型模式，它改变了一对一的看病和随访模式，对积极的患者是一种有价值的治疗选择。

该模式的实施方法主要有两种：一种以患者为中心，另一种以医生为中心。前者是针对所有年龄段具有相似慢性疾病的患者,他们组建团队,彼此间可相互交流和讨论,该方法至少需要一名医生,其他由专业卫生人员共同参与,如护士、营养师等可负责患者的健康教育或跟踪随访,此方式强调医生和患者共同制定行动计划,克服潜在困难,实现慢病管理的目标;后者则是将每位医生服务的人群分为一组,每位医生开展的管理活动仅对自己服务的人群开放,患者在接受管理的过程中不但能够得到相应医生的支持,还可以得到包括心理医生、护士、健康教育师、营养师等卫生服务人员和患者家属的支持。

群组管理模式的实施步骤包括:

(1)对社区慢性病患者的资料进行收集、统计和分析。

(2)对社区慢性病患者病情发展的危险因素进行评估。

(3)为社区慢性病患者制定群体管理的方案。

(4)对导致社区慢性病患者病情发展的危险因素进行干预,并对其现有的病情进行控制。

(5)对社区慢性病患者实施群体管理的效果进行评价。

2. 个体管理模式

个体管理模式是指社区卫生服务机构在对服务人群进行慢性病筛查和检出后,由社区全科医生和护士等医务工作者仅针对慢性病个体患者进行疾病管理的模式。个体管理模式的实施步骤包括:

(1)对社区慢性病患者的资料进行补充收集,并为其建立个人健康档案。

(2)为社区慢性病患者制定个性化的管理方案。

(3)对社区慢性病患者进行为期 X 年的跟踪管理(具体期限由管理实施者根据实际情况而定)。

(4)对社区慢性病患者的个性化管理效果进行评价。

(5)根据慢性病患者病情的变化情况对其个性化的管理方案进行调整。

以上两种模式各有千秋,均可应用在当前社区慢病管理中,能够为社区慢病管理工作提供参考依据,弥补和完善社区在慢病管理方面的缺陷或不足,进一步提高社区慢病管理的综合效率。社区慢病管理实施者可根据社区实际情况,选择某一管理模式运用到实际慢病管理中,也可在运用两种管理模式的基础上进行适当的完善和调整。

四、社区慢性非传染性疾病管理的应用情况

（一）社区慢性非传染性疾病管理的发展

社区（Community）的概念最早由德国社会学家滕尼斯①于 1881 年提出，当时是指"由具有共同的习俗和价值观念的同质人口组成的，关系密切的社会团体或共同体"。现在来说，社区是我们生活中不可缺少的一个综合基础的群众基础结构，它对居住在一个固定区域的居民群体范围内的居民起着媒介桥梁的作用。生活在一个社区的居民有着相同的生活环境，这样更利于对疾病进行预防和控制管理。同时，对于慢性病管理最重要的就是社区，因为社区是切切实实去执行的单位。

40 多年前有相关学者总结对南非、以色列执业医师的管理经验，提出概念：COPC 模式（Community Oriented Primary Care），即社区卫生定向服务，是将"以个人为单位，以治疗为目的"的基层医疗和"以社区为单位，重视预防保健管理"的社区医疗相结合的一种基层医疗工作模式。模式的基本步骤包括：定义社区人群的范围，通过调查表或健康档案收集社区健康信息，用流行病学方法进行社区诊断，发现社区主要健康问题及影响因素，确定需要优先解决的健康问题，并制订解决方案，动员基层医疗单位和社区力量，实施并评价管理方案。现阶段，我国采用了此模式。

欧美国家在慢性病管理方面已经积累了丰富的经验，明确了以社区卫生定向服务为导向的慢性病管理模式，具有廉价、适宜、有效、可及等特点。而在中国，2013 年党的十八届三中全会通过的《中共中央关于全面深化改革若干重大问题的决定》指出，"完善合理分级诊疗模式，建立社区医生和居民契约服务关系"，其中社区医生责任契约服务针对的重点人群之一便是社区慢性病患者。

（二）社区慢性非传染性疾病管理的现状

随着慢性病问题越发严峻，不断完善和强化社区慢性病管理成为重中之重，我国政府也开始逐步加大对慢性病防控工作的重视，进一步认识和强化慢性病

---

① 斐迪南·滕尼斯（Ferdinand Tönnies，1855—1936），社会学形成时期的著名社会学家，德国的现代社会学的缔造者之一。

在稳定期的诊治和控制工作重点应该着眼于基层的观念,基层医疗机构应更多地承担起慢性病防控的职责。目前,国内已有许多卫生服务机构,主要是社区卫生服务中心(社区医院),在协助和参与治已病的同时,开展了以提高病人生活质量、降低医疗费用为目标的健康管理服务。

由于慢性病的快速流行和疾病发展的差异化和复杂化,以及卫生服务领域存在的结构性矛盾,特别是目前社区卫生服务资源和能力的局限性和不平衡性,包括慢病管理系统不完善、管理率低、医务人员技能不足、人财物投入不足、患者自我健康管理意识薄弱及对卫生服务质量不满等问题,极大地制约了社区卫生服务在慢性病防治中充分发挥自身优势。

而在不断推行分级诊疗的背景下,社区作为慢病管理的主要关口,是防控慢病患者的"一线战场"和"主战场",在慢性病管理中,如何发挥好社区在防控中的优势,完善慢病防控体系,是政府和人民关注的重点问题。

第二节　疾病预测概述

一、疾病预测

(一)疾病预测的定义

疾病预测是指应用流行病学、统计学、传染病学、近代医技科学等相关领域的学科知识,对疾病发生和流行的影响因素进行科学分析和统计,预测某个体或群体即将发生或暴发、流行的疾病,从而针对个体或群体制定相应的防控治疗方案。简单来说,疾病预测,即根据某些特征或因素,通过某种方法对个体或群体即将发生或可能发生的疾病进行预测。

(二)疾病预测的意义

中国古代名医孙思邈在《千金方》里便提出了三级预防的思想,即"上医,医未病之病;中医,医欲病之病;下医,医已病之病",结合现代医学来看,上医治未病之病,属于养生;中医治欲病之病,属于保健;下医治已病之病,属于医疗;同时,世界卫生组织的研究表明,人体健康的17%取决于社会环境和自然环境,15%取决于遗传,8%取决于医疗条件,60%取决于个人生活方式。而对于慢性病来说,不健康的饮食、缺乏体育活动等在内的不良个人生活方式是导致其患病可能性大大增加的主要危险因素之一,并且慢性病的特点之一便是具有可预防性。综上所述,可见预防控制在慢性病防治管理中的重要性。

目前,人民生活水平不断提高,社会经济不断发展和进步,科学技术水平也在不断提高,疾病谱的多样性增加,医疗模式也随着人民日益增长的健康需求不断发生变化。医疗行业的职责不再仅仅只是以治疗疾病,而是由单一的"有病治病"的简单模式逐步发展和完善为集预防、养生、保健、医疗、康复及健康教育为一体的全方位医疗模式,服务对象从患者扩展到健康人群和亚健康人群,而相关的医疗机构和行政部门也随之改变各自的社会职能,从治病到治人,从服务个体到服务群体。可见以三级预防为指导思想的疾病预防控制管理应该在各级相关部门和行业得到更多的重视和应用,这将对疾病的有效防治、促进居民身体健康和生活质量的提高具有重要的现实意义。

对于医务工作者而言,如果能够事先知道某个人有患某病的风险和可能,那将为其提供理论指导,事先制定具有针对性的干预方案,避免疾病进一步地发生和发展,这将大大减少医疗资源的不必要浪费以及减轻医疗经济负担等。因此疾病预测在疾病预防控制中具有重要意义。

二、疾病预测的应用情况

(一) 中医疾病预测的发展

有关疾病预测的思想和方法,是伴随着人们对疾病的认识而产生和不断发展的,从几千年前中国传统医学中治未病的思想到现代的预防亚健康等思想,很好地体现了疾病预测的发展过程。

早在春秋战国时期,经济文化繁荣,百家思想争鸣,传统中医药学兴起,此时期产生的医学巨著《黄帝内经》中提到了"未病论",至此有关疾病预测的思想开始出现在我们的视野中,如"六气治病说""百病怒起""忧郁生疾"和"礼不娶同姓"等观念,都是智慧的古人对疾病防治方法的探寻,以及对疾病预测的思想诠释。在此时期,未病理论为后来的疾病预防奠定了基础,同时,疾病预测的思想形成。

在秦汉时期,汉初刘安①的《淮南子》记载"良医者常治无病之病,故无病。

---

① 刘安(前179年—前122年),沛郡丰县(今江苏省徐州市丰县)人,生于淮南国寿春县(今安徽省淮南市寿县),西汉时期文学家、思想家,汉高祖刘邦之孙。

圣人者常治无患之患,故无患也",同时还有"千里之堤以蝼蚁之穴漏"生动形象地指出"防微杜渐""预测疾病"的重要性。同时,《伤寒论》和《金匮要略》中也提出了诸多由治未病的思想指导疾病预测的观念和方法,比如:未病先防,治在有病症之先;已病防变,截邪扶正防传;未盛防盛,已变防逆;瘥后防复,调摄固本;以及无病慎养,欲病防作,即病防变,未病先防等。

在晋、隋、唐、金、元时期,诸多医学著作不断涌现,疾病预防和预测得到进一步的发展。如晋代著作《抱朴子》中提到内以养生,外以祛恶,隋代巢元方[①]的《诸病源候论》首次提出病因探索的理念,唐代大家孙思邈则将疾病分为"未病""欲病"和"已病"三个层次,明确了疾病预测的思想体系。在金、元时期,当时的医学大家均开始重视未病的预防,如朱丹溪主张的从外知内,指出"眩晕者,中风之渐也"。

在明清时期,明代医学家徐春甫[②]的《古今医统大全》中的防病思想和清代开始产生的温病学家们对未病先防和即病防变的重视等都对疾病预测的发展做出了重要的贡献,推动了对疾病预防的管理,同时丰富了疾病预测的相关内容。

近代,随着人们对疾病的深入探索和进一步的认识,以及科学技术水平的快速提高,疾病预测也得到了相应的发展。随着亚健康观念的深入人心,以及医学相关专业知识的扩展和认识,生物学、遗传学、流行病学、统计学、预防医学、传染病学、高等数学和计算机学等学科的介入,疾病预测的方式和方法变得更加多样化和具体,疾病预测得到了更为全面的发展。

（二）疾病预测的现状

通过前文对有关疾病预测在中国历史上发生、发展渊源的梳理,可见中医在疾病预测方面的知识理论和思想体系已较为完善和健全,有着属于各行各派的疾病预测模式。比如,中医可通过观察某个人的舌头、嘴唇、眼睛、眉毛、鼻子、指甲、头发、皮肤、肚脐等特征,辨别其是否有患某种疾病,以及患病情况,从而达到疾病预测的目的。

而随着科学技术的发展和大数据应用的强势崛起,疾病预测的方法得到了进一步的拓展和完善。如时空序列分析法,回归分析、跟踪统计分析,疾病预测模型分析,计算机预测,BP 神经网络分析和一些近几年被提出并不断发展的机

---

① 巢元方,隋代医家,奉诏主持编撰《诸病源候论》,是中国第一部专论疾病病因和证候的专书。

② 徐春甫,字汝元(或作汝源),号思鹤,又号东皋,祁门(今属安徽)人,明代医学家,有《古今医统》《内经要旨》《妇科心镜》《幼幼汇集》《痘疹泄秘》等著作,其中以《古今医统》影响最大。

器学习算法在疾病预测方面的应用等方法,都是目前相关领域的专家学者对疾病预测的进一步探索和应用,为疾病的治疗及防控管理方面的研究做出了重要的贡献,填补了相关领域的研究空白,为临床医学研究提供参考依据。最重要的是,一些疾病预测的方法和工具将为医务工作者在疾病管理和控制方面提供实质性的帮助。比如疾病预测在社区中的有效应用将如何提高社区慢性病管理服务水平。笔者在下文将把两者结合,探讨疾病预测在社区慢性病管理体系中的应用情况和效果。

(三)疾病预测的实例

为了帮助广大读者对疾病预测有更进一步的认识和理解,我们将列举一个进行疾病预测的方法实例,便于读者学习后续的相关知识。

疾病风险预测模型,是指利用参数、半参数或非参数的数学模型估计研究对象当前患有某病的概率或者将来发生某种结局的可能性。简单来说,疾病风险预测模型就是通过已知的某种或某些特征来预测未知结局(包括疾病、死亡或生存时间),而所谓的模型就是一个数学公式,将已知特征的相关指数带入公式中,即可计算出未知结局发生的概率大小。

该预测方法的步骤为:

(1)提出具体的风险因素问题,比如能否通过某些特征指标(人口统计学资料、生理生化指标等)预测某人患某病的可能。

(2)收集与预测结果相关的数据。

(3)使用相关数学方法在大量特征指标中筛选出与预测结局相关的几个影响因素,构建预测模型。

(4)将所构建的预测模型,可视化为列线图或网页在线 APP 等量化评分工具。

(5)对所构建的模型的有效性和实用性进行评估。

通过运用上述疾病风险预测模型的构建过程,最终我们会得到一个能够预测疾病的辅助工具,只需要选择符合相应条件的个体,将其相关特征指标导入预测工具,即可得到该个体患某病的可能性。该方法作为风险与获益评估的量化工具,为医生、患者以及卫生行政人员的决策提供了更为客观、准确的信息,因此其应用也越来越普遍。

对于上面所提到的具体构建方法和预测工具,有兴趣的读者可参考由周支瑞主编的《临床预测模型构建方法学》(中南大学出版社 2021 年版)。这里不做过多说明。

第三节　慢性非传染性疾病管理与预测

一、社区慢性非传染性疾病管理实例

在讲述疾病预测在社区慢病管理中的有效应用之前,我们先了解一下上海市的慢病管理服务模式,之后再结合一个具体的慢性病管理实例,帮助读者更好地学习和理解慢病管理的相关知识内容,并探讨疾病预测如何更好地被应用到社区慢病管理当中。

（一）上海市慢性非传染性疾病管理模式

1. 模式主体

在上海市慢病管理模式中,提供慢病管理服务的主体主要来自分级诊疗中的关键部分,即三级医疗机构,并在此基础上有所衍生和拓展。主要包括以家庭医生为核心的社区卫生服务中心（一级医院）、综合性医院和专科医院的门急诊或住院服务（二级医院、三级医院）,最后是当地疾病预防控制中心。

2. 模式内容

模式内容如图 7-4 所示。

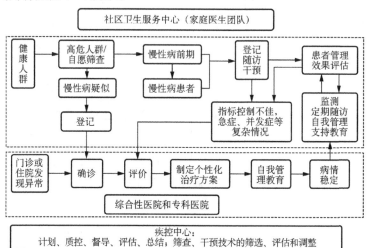

图 7-4　上海市慢性病管理模式

在该慢病管理模式中,社区卫生服务中心是整个模式的重要组成部分,提供了主要的管理服务,在整个慢病管理流程中起到了关键性的作用,是进行慢病管理的核心。

(二)社区慢病管理(以高血压为例)

高血压的控制和治疗需要长期的药物治疗,如果得不到较好的控制,容易导致其他并发症的发生,如脂肪肝、心血管疾病等。同时,由于高血压患者缺乏对疾病的正确认知和了解,患者难以保持较强的依从性,高血压久治难愈,患者的医疗费用随之增高,生活质量降低。因此综合、连续和双向性的动态防控是进行高血压管理的关键。

1. 高血压筛查

在社区的高血压管理中,根据高血压发展程度进行的分级筛查环节是进行管理工作的核心。主要是由社区医务工作者将居民分为三类人群:血压正常的健康人群、血压正常但具有超重和肥胖等危险因素的高危人群以及血压增高的高血压患者,根据此分级为居民建立健康管理档案并制定相应的管理方案和提供干预措施(见图7-5)。

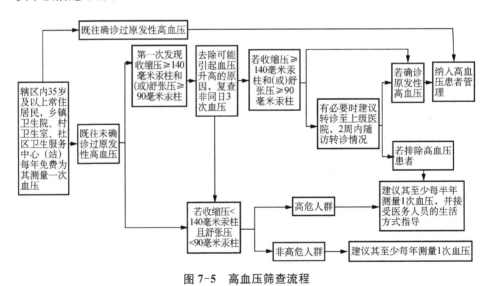

图 7-5　高血压筛查流程

2. 高血压随访

在进行高血压筛查工作后,所有筛查对象被分为三类人群,即高血压患者、高血压高危人群和非高危人群,针对不同人群展开的后续随访工作也是高血压管理的关键,在此环节能够和居民进行面对面、互动式的动态高血压管理,并及时获得反馈和调整管理方案,对增强管理对象的依从性具有十分重要的意义(见图 7-6)。

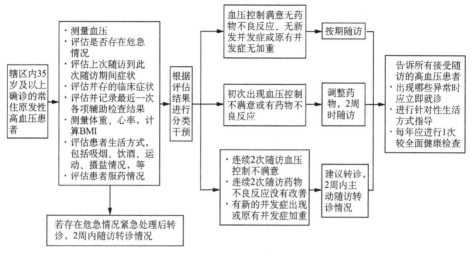

图 7-6　高血压随访流程

3. 质控指标

(1)高血压患者规范管理率＝按照规范要求进行高血压患者健康管理的人数/年内已管理的高血压患者人数×100％。

(2)管理人群血压控制率＝年内最近一次随访血压达标人数/年内已管理的高血压患者人数×100％(注:最近一次随访血压指的是按照规范要求最近一次随访的血压,若存在失访的情况则视为未达标)。

(3)血压控制标准:收缩压＜140 毫米汞柱和舒张压＜90 毫米汞柱(65 岁及以上患者收缩压＜150 毫米汞柱和舒张压＜90 毫米汞柱),即收缩压和舒张压同时达标。

二、疾病预测在管理中的应用

（一）疾病预测在筛查阶段的应用

在整个社区慢性病管理过程中,最重要也是最核心的阶段,是对慢性病的筛查,因为正确地将筛查对象纳入合适的人群范围,是后续对其进行有效管理的必要前提。但在大部分慢性病筛查方式和方法中,或多或少存在一定的局限性。

局限性之一在于对一些较为复杂疾病的筛查,需要用到较多和较复杂的医疗辅助检查,在筛查过程中,所消耗的人力和物力成本较大,整个慢病管理所带来的经济效益不高,难以在满足成本效益原则的前提下,在社区进行推广。

而如上文所述,在高血压的筛查阶段,高血压的分级主要是依靠多次的血压测量结果,因此高血压的分级管理相对于其他慢性病(如糖尿病、脑卒中等)来说,筛查方式较为简单,结果也比较直观,但考虑到其他并发症对高血压的影响(据研究报道,脂肪肝患者并发高血压的危险为 39.34%),以及疾病潜伏期长和高血压潜在的影响因素无法被纳入筛查范围等原因,当前简单地仅只依靠测量血压所筛查出的结果存在一定的假阳性或假阴性的可能。

因此,一些疾病预测的方法和工具在此阶段能够起到重要的辅助作用,仅需要一些较为简单和容易获取的特征信息即可预测相关疾病在未来发生的概率大小,能够帮助社区医务工作者更好和更准确地区分疾病高危人群和非高危人群,从而提高疾病筛查的效率和准确性。

截至目前,已有多个成熟的预测模型被应用到相关领域。包括 Framingham、QRISK、ASSING 评分以及恶性肿瘤 TNM 分期系统等。其中 Framingham 十年心脏病危险评分来自著名的弗明汉心脏病研究,是世界上第一个冠心病危险评分,已成为公认的预测个体未来冠心病事件风险及制定预防管理决策的基础,主要是根据个体胆固醇水平和非胆固醇水平计算个体未来 10 年的冠心病发生概率,其中非胆固醇因素又分为高危因素、主要因素和其他因素,高危因素包括:糖尿病、动脉粥样硬化、已有的冠心病证据,主要危险因素包括:男性>45 岁,女性>55 岁、吸烟、高血压、家族史和高密度脂蛋白,其他危险因素包括:肥胖、高饱和脂肪酸、高胆固醇饮食、运动少、高半胱氨酸和脂蛋白 A 水平升高等。利用Framingham 危险评分进行疾病预测首先是通过个体填写量表计算个体得分情况后,根据总分评估个体 10 年后冠心病的发生风险(低风险、中风险和高风险),根据风险等级进行分级分组,最后根据分组情况制定治疗计划。弗明汉心脏病研究的一项新研究报告显示,基于该危险评分的预防管理能将个体心血管疾病的发病时间推迟十年,并且 60 年来参与弗明汉心脏病研究的中年人寿命延长,心脏病发作、中风或死于冠心病的风险降低(见表 7-3)。

表 7-3 Framingham 10 年心脏病危险评分量表(节选)

收缩压 (mmHg)	<120	120—129	130—139	140—149	150—159	160+
男(未治疗)	-2	0	1	2	2	3

（续表）

收缩压 （mmHg）	<120	120—129	130—139	140—149	150—159	160＋
男（治疗后）	0	2	3	4	4	5
女（未治疗）	－3	0	1	2	4	5
女（治疗后）	－1	2	3	5	6	7

疾病预测不仅仅可以被应用到慢病的筛查阶段。在之后的整个慢病管理过程中，都可以连续不间断地运用一个简单而有效的预测工具，及时获取社区居民的健康情况以及居民个人相关危险因素的变化情况，从而动态地调整居民的相关慢病管理方案。

（二）疾病预测在三级预防中的应用

疾病预测的有效性和实用性可以在社区慢病管理的三级预防体系中体现出来。

1. 疾病的一级预防

疾病预测可以给社区医生和患者提供基于当前健康状态或某些特征指标，所得的未来患有某病的风险（概率），为后续的管理工作，包括随访工作、健康教育和行为干预等提供一个科学、直观的参考依据。同时，通过预测模型的建立，还可以得出与所研究疾病相关的主要危险因素，为社区卫生服务提供者指明管理方向，帮助其制定个性化的干预方案，而一项针对患者本人的、明确的干预措施，可以增强患者的健康管理意识和对方案实施的依从性。比如在著名的弗明汉心脏病研究中提出的冠心病危险评分中，将年龄、总胆固醇、高密度脂蛋白、收缩压、吸烟情况作为预测个体未来发生冠心病可能性大小的预测指标，而这些预测指标也是冠心病的危险因素，比如某位居民，假定其具有抽烟、血压较高等危险行为特征，经疾病预测，推断该居民有发生冠心病的可能，则将其划分为高危人群，为了降低其发生冠心病的概率，在对该居民进行的慢病管理中，应包含戒烟、控制血压等干预措施和相关健康教育。

正确地将疾病预测应用到社区慢性病管理中，可以帮助社区卫生服务提供者更为精准地筛查合适的管理对象，而被筛查者也可以根据相关结果做出更有利于自己的选择，医生也可以更好地做出医疗决策。同时，相关卫生管理部门也可以更好地监督和提升社区医疗的服务质量，更好地配置医疗资源。

2. 疾病的二级预防

在所用到的疾病预测方法和预测工具中,常用到的是一些无创、低成本、易采集的特征指标,能够在满足成本效益原则的情况下,践行"早发现、早诊断和早治疗"的三早预防措施,具有一定的卫生经济学意义。

3. 疾病的三级预防

疾病预测模型除了能够在某病未发生前预测其未来发生的可能性之外,还有部分预后模型可以在某病发生之后,预测患者死亡、复发或发生其他并发症的可能性。因此这类疾病预测工具可以指导社区医生制定针对患者本人的对症治疗和康复方案,预防疾病的复发,降低死亡率,促进患者功能恢复,提高患者生活质量。

三、社区慢病预测与健康管理

(一)社区健康管理

1. 健康管理

随着医疗技术的进步和人们对疾病的进一步认识,有关健康管理的理念也发生了一些改变,主要是将人类健康的被动管理转为主动管理,帮助人们科学地恢复健康、维护健康和促进健康,其宗旨在于调动个人及集体的积极性,有效地利用有限的资源来达到最大的健康效果。

而通过对服务人群进行健康管理,能够有效地减少疾病的患病风险,其中降低疾病的患病率是降低医疗卫生支出的主要途径,并通过培养管理对象健康的生活方式,有效地减少导致疾病发生的相关危险行为和因素,从而达到恢复健康和维持健康的目的,实现人人享有健康的目标。

2. 社区健康管理

社区健康管理内容包括:健康状况调查、全面健康评估、群体和个体健康干预和效果评价四个方面。

(1)健康状况调查,一般采用问卷调查形式,但随着信息化应用的不断普及和技术升级,更多的电子问卷、网络调查等形式不断涌现。对社区居民进行健康状况调查可以了解每个服务对象的行为生活方式、社会环境、心理压力状况、医疗保健情况等,结合健康体检了解服务对象的健康风险水平和主要健康问题,并建立健康档案。

(2)全面健康评估,主要利用分析软件或标准化的健康风险评估系统,全面评价疾病危险因素、体质状况、心理状态、亚健康水平等，获得综合健康得分、健康年龄及预期的年龄评估、心理压力及疾病危险性得分。

（3）群体和个体健康干预，干预措施主要在于生活方式干预、膳食营养指导、心理健康的疏导等。服务内容主要有专业的健康咨询服务、个人保健医生服务、特色健康咨询服务、常备药物指南服务及全新就医服务等，具体可根据社区具体情况进行调整和完善。

（4）效果评价，在进行健康管理后，最重要的部分在于定期地进行评价，了解服务对象健康危险因素的控制情况、健康生活状态的维持情况及健康需求的满足情况，及时调整健康管理内容，为未来的保健计划提供参考。

（二）以慢病预测为基础的社区健康管理

通过对健康管理的了解和认识，可以发现社区慢病管理属于健康管理中的一部分，慢病管理的过程和健康管理在社区内的应用有着一定的相似性，因为慢病管理是健康管理在应用过程中的具体化。

通过前文对疾病预测和社区慢病管理的描述，以及健康管理的实施过程，可以发现疾病预测也可被应用到健康管理中的各个环节：

（1）通过问卷调查等形式，必要的时候可辅助一些简单的实验室检查，如抽血化验等，获得健康管理对象的健康情况及生活方式等相关信息，及时发现健康问题，收集后期用于疾病预测的数据集，并根据调查结果建立个人的综合性健康档案。

（2）在对健康管理对象进行全面评估阶段，疾病预测参与了整个评估过程。一方面，通过疾病预测可获得管理对象的健康现状、相关疾病的危险因素及疾病发展趋势，为后续的管理活动提供参考依据；另一方面，通过疾病预测的多种方法可建立标准化的健康风险评估系统，得到管理对象的相关风险评分。

（3）根据管理对象的危险评分等评估结果，进行人群分级管理，并采取对应的健康管理计划，所实施的健康管理计划是以提高健康生活品质、减少疾病发生为目标，以健康档案管理为实施基础，以健康体检与健康评估为检测手段，以健康讲座和健康通信资料为促进干预措施的服务计划。

（4）对进行了健康管理一段时间后的居民进行效果评估，此阶段可再运用疾病预测的相关工具进行多次的疾病预测管理，以便及时更新后续健康管理服务的内容。

部分研究显示，糖尿病和高血压等慢性病患者的健康素养水平、认知情况与基本公共卫生服务利用水平呈正相关关系,因此通过进行以疾病预测为基础的综合健康管理,可以为社区卫生服务人员提供整个管理流程的参考依据和管理方向,而一些可视化的疾病预测结果可以帮助被管理人员清晰地认识到对慢性病进行有效的健康管理的重要性,能够自愿、自主地参与到健康管理中,从而促进医患双方进一步的互动式交流,增强居民对健康管理的依从性,以及提升在社区开展健康管理的效率和水平。

 案例

北京市某三级甲等医院
——社区糖尿病患者监测与管理模式

目前,我国针对糖尿病患者的干预主要还是以社区管理为主,干预措施除了常规的药物治疗外,关键在于为患者制定个性化的干预方案,如健康教育、饮食干预、运动干预、心理干预和健康的自我管理活动等。一些研究表明,加强糖尿病的健康管理不仅有利于患者的血糖等健康指标的改善,还可增强糖尿病患者自身积极主动性和依从性,从而有效追踪患者病情。而国内常见的社区糖尿病健康管理模式有:以社区为主的综合防治模式、医院-社区一体化的糖尿病防治模式以及医院-社区-家庭联合糖尿病护理干预模式等。为探索一个更好、更新的社区糖尿病管理模式,北京一家三级医院组织相关专家和社区卫生机构,探索三级甲等医院—社区糖尿病患者管理模式,从 2008 年至 2017 年针对糖尿病患者开展的为期 10 年、跨越 3 个阶段的规范化、连续化跟踪管理项目,具体内容如下:

1. 管理对象

北京市 5 个城区共 22 个社区内的 4 000 余例糖尿病患者。管理对象应满足以下条件:年龄 20—80 岁,在社区居住长达 5 年及以上,已确诊为 2 型糖尿病,自愿参与糖尿病健康管理。

2. 管理架构

该糖尿病管理模式采取分层管理架构,分为决策组、操作层和监督层。决策组:由三级医院相关领域专家组成,负责管理内容的设计,保证管理过程的科学性和严谨性;操作层:由各社区卫生服务中心负责人组成,领导各社区参与管理的全科医师及护士完成对管理对象的日常健康管理、随访工作以及项目数据信息的采集和上传;监督层:临床专家组成监督小组,分地区定期监督。通过督导以降低脱落率,保证复查率,完善随访数据库,监督与核查重点事件上报。

3. 干预措施

社区卫生服务人员对管理对象开展多种形式的健康管理，每月至少1次，管理形式及内容包括：

（1）糖尿病防治知识宣教：由各社区医务人员采用包括门诊就诊、集中知识讲座、真实案例示范等多种方法，以多种形式、多层次重点、反复加强为原则，面向患者开展健康宣教活动，包含糖尿病基本知识、疾病防控、并发症防治、生活方式改变等各类有关糖尿病防控的基本知识；每年组织管理对象进行节目表演，用生动具体的形式加强健康教育，增强患者依从性。

（2）生活方式指导：由社区全科医生每次门诊随访时，根据每个入组患者个人实际健康状况开具运动处方、饮食处方，并强调饮食和运动相结合，结合自身情况进行动态调整。比如建议患者每周进行150分钟的健步走等多种形式适度有氧运动；饮食上建议控制糖类、油脂的摄入，选取适量优质蛋白质，告知患者饮食技巧，可以少食多餐等内容。

（3）同伴支持：社区根据实际情况自行组织，可组成以家庭为单位的伴侣式互助支持，由家庭伴侣负责监督。独身老人可由管理对象选举产生组织人，经社区医生培训后，组成管理活动小组，开展相互帮助、相互监督的互助组织，利用糖尿病俱乐部、烹饪大赛、集体健步走等活动形式，增强管理对象的自身健康管理意识，提高管理依从性。

4. 指标的监测

要求社区医生每3个月为管理对象利用门诊化验检查测定糖化血红蛋白1次，每年1次测尿微量白蛋白、肝肾功能、血脂，每年年中由三级医院眼科专家携带专业设备在各社区轮转组织进行眼底照相检查，以及管理开始和结束时在社区门诊检测空腹胰岛素水平和餐后两小时胰岛素水平及颈动脉彩超。

5. 专业技术支持及培训

三级医院设定专人（副主任医师以上）负责每个社区卫生服务中心，保证每周至少安排1次专家与社区的联合门诊，为社区医师提供专业的技术支持，并由选定的专家负责建立培养社区糖尿病管理骨干的培训基地，定期举办相关知识培训、社区医生规范化诊疗和健康管理培训等。

6. 数据库管理

数据库由专人负责，定期进行质量控制，以及对异常数据等问题进行反馈,并在每年年终时对数据库进行再次集中复核质控和纠错,重点事件的质控由三级医院组成的专家团队进行评估判定。

7. 管理结果

首先,接受管理的糖尿病患者,无论是管理小组还是所管理的整体人群,血糖、血压和血脂三类指标的达标人数和比例呈逐年递增的趋势;随着管理年份的增长,管理对象的相关指标是呈正向发展的,人群的整体健康状况与开始管理初期相比有了较明显的改善;能够获取到的有数据记录的人数增加,间接说明了患者的健康意识提高,对所实施的健康管理的依从性有所增强。

随着管理年份的增加,管理对象并发症的发生得到有效控制,减少或者避免并发症的发生,从而降低了每年用于并发症的医疗费用,等于节省了治疗糖尿病有关并发症的资金投入。最重要的是,假设全北京市都能达到本模式下的管理效果,对于有效节省每年医保资金具有重大意义。

 思考

1. 根据本章节所述内容,该糖尿病管理模式有哪些优点和不足?
2. 有关糖尿病的预测可用于该模式的哪些环节,如何应用?

第八章

社区医养结合服务

第一节 社区医养结合服务

一、医养结合服务概念

医养结合服务是以基本养老服务为基础,在提供生活照料、精神慰藉的基础上,重点提高疾病诊治、护理、健康检查、大病康复、临终关怀等医疗服务质量的服务方式。医养结合服务不单单是指将医疗服务、养老服务简单地放置在一起,其囊括的范围包含了老年人生活中的方方面面。除基本的养老服务和公共医疗服务外,还包括医疗和养老之间的转移接续和衔接。

不同服务对象对于"医疗"和"养老"服务的不同需求,使得医养结合服务表现出不同的性质、不同的内容。其服务的输出也需要不同的载体、不同的管理部门去实现。因此,理解医养结合服务的内涵必须从服务对象的实际需要出发,而不能仅仅是根据供给侧的主观想法而臆断。

二、医养结合服务内容

(一)以"医"为主,以"养"为辅的医养结合服务

需要此类服务的对象为:

(1)急性病恢复期和中、长期康复者。

(2)重症疾病和肿瘤晚期患者。

(3)同时伴有多种慢性疾病,自理能力下降的患者。

其共同特征为需要长期且持续的治疗、康复、生活照料以及情感支持的服务。

此类服务提供的特征为：在一个较长时期内，能够持续地为患有慢性疾病、急性病恢复期或处于伤残状态下的患者提供长期的照护服务。主要依靠医疗、护理、康复等专业资源，最终目的是最大可能地提升服务对象个人满足感及人格尊严，改善生存质量。此类服务中的"医"并非指传统意义上的医疗，而是指基本医疗服务保障和健康管理，如药物治疗、伤口处理、专业康复治疗、社会心理支持、专业护理服务。"养"也不是指传统意义上的养老，而是指一定阶段或时间内的生活照料，即一定时期内因疾病导致自我照料能力不足，某种程度上失去日常生活自理能力。

（二）以"养"为主，兼顾常见的医疗需求

需要此类服务的对象特征为：

（1）巴氏量表① 60分以下，中、重度失能者。

（2）中重度及以上认知功能障碍，或者有跌倒、噎食、压疮等高风险的被护理者。

（3）有多重慢性疾病，且病情较为复杂、服用多种药物，存在照顾风险者等。

此类服务提供特征为：提供服务的主体为养老机构，但需要配置医疗资源或有可利用的医疗资源支持。其最终目的是减缓老龄化带来的能力下降，尽可能协助老人延缓衰老的进程和并发症出现的速度与程度，维持尽可能高的生存质量。

三、社区医养服务发展现状

（一）国家层面医养结合相关政策梳理

我国医养结合服务体系建设从2013年被正式提出以来已有10年，相关政策的广度和深度都有明显推进。服务对象在不断扩大；机构管理也在不断加强；服务内容从传统的护理服务、医疗服务逐渐创新到现在的中医药服务；服务模式从含糊笼统到逐步清晰细化，且在不断创新中。在政策的大力推动下，医养结合服务体系也得到了快速发展。相关政策梳理如表8-1所示。

---

① 巴氏量表：是一个由医师团队来评估老年患者日常生活的体能，所做的日常生活功能之评估量表，所得的分数称为巴氏指数。量表分数越低分，表示老年患者的生活自主能力越不足。

表 8-1 国家层面医养结合部分相关政策

发布时间	发布机构	文件名称	相关内容
2015 年	国务院	《国务院办公厅转发卫生计生委等部门关于推进医疗卫生与养老服务相结合指导意见的通知》	鼓励养老机构与周边的医疗卫生机构开展多种形式的协议合作,建立健全协作机制,本着互利互惠原则,明确双方责任。
2016 年	民政部、卫生计生委	《民政部 卫生计生委关于做好医养结合服务机构许可工作的通知》	卫生计生部门应当将养老机构设立老年病医院、康复医院、护理院、中医医院、临终关怀等医疗机构纳入区域卫生规划,优先予以审核审批,并加大政策支持和技术指导力度。
2019 年	国卫办老龄	《关于印发医养结合机构服务指南(试行)》	各类医养结合机构应当提供的服务项目包括但不限于:基本服务(生活照料服务、膳食服务、清洁卫生服务、洗涤服务、文化娱乐服务)、护理服务、心理精神支持服务。
	国卫办老龄	《关于深入推进医养结合发展的若干意见》	按照方便就近、互惠互利的原则,鼓励养老机构与周边的医疗卫生机构开展多种形式的签约合作。
2020 年	国卫办老龄	《关于印发医养结合机构管理指南(试行)的通知》	医养结合机构管理应当以老年人健康为中心,根据机构资质和服务能力,充分发挥信息技术的支撑和引领作用。
	国卫办老龄	《关于开展医养结合机构服务质量提升行动的通知》	加强医养结合机构管理人员、医疗卫生专业技术人员、护理员等人员队伍能力建设,加大培训力度。

(二)上海社区医养发展现况

1. 相关政策梳理

近几年来,上海市为促进养老服务的发展出台较多政策,现选取最新的、较具有发展代表性的医养结合养老服务实施相关政策进行梳理,结果如表 8-2

所示。

表 8-2　上海层面医养结合部分相关政策

发布时间	发布机构	文件名称	相关内容
2016 年	上海市民政局	《解读上海养老服务发展报告（白皮书）》	提出构建"养老服务供给体系、保障体系、政策支撑体系、需求评估体系、行业监管体系"的"五位一体"社会养老服务体系发展框架。
2017 年	上海市民政局	《关于〈上海市社区老年人日间照护机构管理办法〉的政策解读》	《办法》首次提出要坚持需求导向、照护为主，政府主导、社会参与，放开市场、建管并举的原则。强化政府保基本职责，同时加快推动社会力量参与运营、建设社区老年人日间照护机构。
	上海市民政局	《关于〈上海市社区养老服务管理办法〉的政策解读》	明确发展导向，即"三个结合"：社区养老服务注重政府主导与社会参与相结合、养老服务与医疗服务相结合、专业照护与家庭照料相结合。
2019 年	上海市民政局	《2019 年上海民政工作要点》	围绕高质量发展战略，进一步提升本市社会福利的质量和水平，为老年人、儿童和残疾人提供更多优质服务。
2020 年	上海市民政局	《关于印发〈2020 年上海养老服务工作要点〉的通知》	完善社区综合为老服务中心的枢纽功能，加快完善家门口养老服务站点的设施布局。
2021 年	上海市民政局	《上海市养老服务发展"十四五"规划》	社区嵌入式养老服务方便可及，机构养老服务更加专业，家庭承担养老功能的支持网络更加健全，居家社区机构相协调、医养康养相结合的养老服务体系不断深化完善。

2. 上海社区医养发展现况

作为我国的超大型城市，为解决老年人高度聚集、家庭养老功能弱化、养老机构供不应求等现实因素,上海在全国首创,把社区嵌入式养老服务模式作为大城养老的首选模式。重点建设集日托、全托、助餐、辅具推广、医养结合、养老顾问等功能于一体的"枢纽型"社区综合为老服务中心。截至 2020 年年底,全市已建成社区综合为老服务中心 320 家,基本实现在 2019 年出台的《上海市社区嵌入式养老服务工作指引》①中提出的各街镇"15 分钟服务圈"布局,并向片区延伸,2022 年达到 400 家。同时,全市建成以短期住养照料为主的长者照护之家 204 家,提供白天照料的社区老年人日间照护机构 758 家。此外,老年活动室、老年健身房、社区长者食堂以及助餐点的数量也在逐年增加。此外,为帮助老年人及其家庭了解养老服务政策,寻找养老服务资源,2018 年 5 月,上海推行了"社区养老顾问"制度,截止到 2021 年底,全市共有 6 723 个顾问点、9 234 名养老顾问员,年服务超过 34 万人次②。

目前,全市养老服务机构与医疗卫生机构签约率达到 100%;317 家养老机构中内设医疗机构,近六成的社区综合为老服务中心同址内建有社区卫生站或护理站。此外,上海还在社区普遍开展家庭医生签约服务,推进家庭病床服务,努力让老年人方便获得医疗服务支持。

第二节　医养结合服务模式

一、国外医养结合服务模式

在欧美发达国家,由于经济发展较快、生活水平较高,其社会福利保障体系也较为完善,医养结合养老模式起步、运行较早,相关研究与实践也较为成熟。尽管这些国家的社会保障制度模式不尽相同,但都能将医养一体的机构养老模式与其社会保障体系相互融合,这种社会福利管理体制与机制的实践经验是值得我们研究和参考的。

---

① 上海市人民政府.上海市民政局关于印发《上海市社区嵌入式养老服务工作指引》的通知[Z]. 2019-11-19.
② 上海市民政局.上海市民政局关于印发《2021 年上海市民政工作总结》的通知[Z]. 2022-02-16.

（一）英国的社区照顾养老模式

经过上百年的历史发展,英国已经形成了一套由政府主导的国民医疗服务体系,简称 NHS(National Health Service)。以 NHS 体系为保障,通过对社区医养资源进行合理化整合与分配,为老年群体提供持续、优质、高效的医养服务。该模式是典型的官办民助模式,政府与独立部门(营利、志愿机构)签订具有法律效力的合作契约,建立国家给予财政支持、机构提供多元化服务的供给体系。

该模式在服务内容方面分为"社区内照顾"和"由社区照顾"两类。前者是具有严格管理制度和法律保障的规范性照护模式,主要针对生活不能自理的老年人,由社区内的专业养老服务机构对其进行相关个案化管理。后者是通过血缘和道德维系的非规范性照护模式,主要针对具有一定自主生活能力的老年人,由其亲属、邻居、志愿者等提供日常生活照料、物质支持、心理安慰等服务。该模式坚持社区首诊和双向转诊制度,全科医生与护士会针对辖区内的老年人提供健康评估、疾病诊治、慢病管理、预防保健、临终关怀等整合型医养服务。同时建立完善的健康信息档案,与上级医疗机构的专科医生密切联系,实现资源共享。

（二）美国 PACE 模式

PACE(Program of All-inclusive Care for the Elderly)模式是旨在为达到入住护理院标准的社区老年人提供全面的疾病康复、急性病和慢性病治疗、社会支持服务的非营利性机构,其基本要素包含了一个多学科专业化团队、一份由专业团队和其家人共同制定的个性化护理计划和一个作为服务和活动枢纽的PACE 中心等。

较为典型形式的有三种:①为社区 55 岁以上有护理需求的低收入老年群体提供医疗保健、生活护理、疾病预防、日常照料、心理咨询辅导及社会支持等养老服务的 PACE,这是最实用、性价比最高、多元化的医养老结合服务;②为低收入、完全失能的老年人提供基本生活服务和其他支持性服务的养老居所服务项目;③为相对年轻、失能程度较低的、处于居家状态的老年人提供基本生活与医疗照护服务的家庭和社区服务。

PACE 模式最大的特点是养老服务高度市场化,是商业养老模式的典范。通过医疗保险和医疗救助中心对养老机构进行星级评价,为提升服务质量和服务对象的满意度提供多方保障。

（三）日本："介养护"模式

从 1982 年实施的《老人保健法》到 2000 年实施的《介护保险法》,日本政府探索多种形态的社会保障制度以解决老年社会带来的养老问题。目前,介护养老已成为日本的主要养老模式之一,它是一种集医疗卫生资源、公共服务资源、医疗保险体系等于一体的区域化养老服务模式,其服务对象首先应向政府相关部门提交"介护等级认定"申请,然后介护认定审查委员会根据《介护认定调查表》进行判定和分级,最后制定个性化介护方案。介护养老可分为居家介护服务和设施介护服务两类。居家介护服务又包括访问介护(家庭介护援助服务)、访问浴介护、访问看护、访问康复训练、居家护理服务指导(访问治疗与管理)等。

日本从 1963 年起至今发布了多条与老年人相关的法律法规,为老年人医养结合服务的实践与发展奠定了良好的基础。养老服务专业化、精细化服务程度较高,功能齐全,体系完善。老年照护费用几乎可以由保险费用和公费覆盖,个人仅承担很小的部分。

（四）德国："多代居"模式

在德国,比较多的人喜欢单身生活,家庭规模小,家庭的养老功能弱化,加之德国老年人普遍有着较强的独立意识,不愿意在养老机构养老。在这种情况下,一些有行为能力的老年人自愿结合起来互助养老,形成了互助养老的"多代居"(Multi-Generation Housing)模式。

这种"多代居"模式又大体分为两种类型:一种是公寓式"多代居"模式,另一种是家庭式"多代居"模式。公寓式"多代居"互助养老模式,就是将老年人集体自建或开发商租售的公寓营造成一个社区单元,生活在这个社区中的老年人虽然年龄不同、来自的家庭不同,但养老的共同需求让他们自发集合起来,形成了一个养老共同体,彼此间互相帮助、互相照顾,以互帮互助的形式满足各自生理上和心理上的需求。"多代居"互助养老又分为两种形式:一是代内互助养老,老人可以不用去住养老机构,而是在自己家里,由较年轻的老人牵头组成一个互帮互助小组,轮流到每家举办活动,一起做家务,一起聊天,甚至一起外出旅游。这种由老年人自发形成的小团体互助养老模式,不需要政府出资,而且效果很好。二是代际互助养老,主要形式有大学生与老人的同居互助。在德国,大学一般不提供住宿,学生都需要自己租住公寓。有些家庭困难的学生可能负担不起房租,而一些老年人在儿女成家搬走后,自己独守大房子。为此,学校所在城市的民政部门和大学服务中心牵线,介绍大学生到独身老人家中居住,不收房租,但学生要为老人承担一些重体力活,比如打扫花园、冬天铲雪等。

二、国内医养结合服务模式

我国的社区医养结合模式可分为:以家庭医生责任制为基础的家庭医生模式、家庭病床模式、社区照料模式。根据服务供方主体不同,全国社区医养结合养老模式主要有以下四类模式:医养联合服务模式、"医养护"一体化服务模式、居家上门照料模式、"互联网+"智慧医养模式。

(一) 医养联合服务模式

此模式较为普遍,主要是通过社区医疗机构与社区养老机构签订合作协议,或由医疗机构为社区老年人提供医养结合养老服务。目前,社区卫生服务中心参与医养结合养老模式主要做法有:一是在社区卫生服务中心内设养老机构,二是社区卫生服务中心与养老机构就近相互联动。

(二) "医养护"一体化服务模式

医养护一体化可分为三种类型:一是家庭型医养护一体化医疗服务,以政府创建的基层医疗机构为主体,以其他医疗机构和养老服务机构为支撑,开展以基本公共卫生、医疗服务和生活照料指导为主的基本型服务,重点是提供健康管理、慢病管理和家庭病床等服务。二是日托型医养护一体化医疗服务,在社区居家养老服务照料中心、养老服务机构内,为日托型老年人群提供康复护理、医疗等服务。三是机构型医养护一体化医疗服务。

(三) 居家上门照料模式

该模式依靠社区卫生服务网络,主要通过具备资质的医疗机构或者长期护理机构为社区居家老人提供健康养老服务,如长期护理服务以及上海市依据第三方专业评估机构的老年照护需求评估结果为老人提供服务。民政部门主要通过政府购买服务的方式,由居家养老服务中心、社区日间照料中心等向社区居民提供上门养老服务,卫生部门则通过社区卫生服务中心开展家庭医生和家庭病床服务,为老人提供上门医疗护理服务,以及健康预防、健康咨询等宣教服务。

（四）"互联网＋"智慧医养模式

"互联网＋"社区智慧医养结合服务是一种高效、信息化的社区医养结合新型模式，通过打造"康复＋护理＋养老＋人工智能"结合分级养老的网络平台，形成智能化医养结合服务体系，为社区居家养老的老年人提供移动医疗服务。目前，北京、南京、沈阳、武汉、成都等地也都在积极探索智慧型社区养老以及医养结合的模式。

三、上海医养结合服务模式

上海市以照护需求评估为依托，形成了社区嵌入式医养结合模式。其特色主要体现在三个方面：第一，制定全市统一的老年照护需求评估标准。第二，对养老服务资源进行整合，按需分类，对接供给。第三，"社区综合为老服务中心""长者照护之家"成为社区嵌入式医养结合模式的典范。同时，上海市各个区结合自身区域的需求与特点，不断深化和创新，探索出各具特色的医养结合服务模式。

（一）居家点单、远程医疗、多点执业、毗邻而建模式

上海市普陀区有四种社区医养结合模式：居家点单、远程医疗、多点执业和毗邻而建。"居家单点"模式适合不便至中心门诊就医的居家养老人员，由家庭医生团队（全科医生、护士、公卫人员），提供上门查床诊疗、常规护理及健康档案的建立与管理等服务。"远程医疗"模式和"多点执业"模式适用于在社区中心门诊就医的养老院养老人员；"远程医疗"模式依托互联网大数据，由全科医生（包括中医全科）提供各项健康数据远程监控、上门查床诊疗等服务，由第三方机构提供常规护理，防保科进行健康管理；"多点执业"模式由全科医生、护士和防保科医人员提供上门常规服务和双向转诊服务；"毗邻而建"模式适用于邻近养老院养老的人员，由卫生服务中心全科团队为签约老年群体提供上门服务，同时也开展门诊服务。

（二）"9073"模式

上海市黄浦区形成"9073"模式，即90％的老年人在家庭、7％的老人在社区、3％的老人在机构接受医养结合服务，重视社区卫生服务中心康复和护理功

能的调整;同时,中心与属地养老机构签订服务协议,以家庭医生为主,延伸家庭病床服务,开展社区养老服务合作社医疗卫生服务项目,为特殊老年人群提供特色医疗卫生服务。

（三）邻里互助模式

上海市闵行区大力建设邻里中心,其中囊括家庭医生工作室、智慧健康小屋、老人日间照料中心、护理站（康复中心）等设施,配套齐全。社区医生入驻邻里中心,成为家庭医生,通过街道和第三方合作发挥社区邻近养老人员的康复护理功能。

（四）"健康驿站"模式

上海市静安区在各个社区的门口设置健康驿站,主要提供全面健康检查和体能测试等多种服务[①];鼓励社区老年人定期到此开展健康自测,同时,方便社区家庭医生开展健康管理,建立健康档案。同时,推广"智慧医养"服务模式。静安区和闵行区均提倡家庭医生主动"跨前";家庭医生与辖区老年日托所、养老院签订服务协议,为入住老人定期开展和提供医疗就诊、康复护理、签约服务、中医服务以及健康医疗管理等多种服务。

（五）"智慧型"医养结合模式

为顺应人口老龄化与"互联网＋"发展的需要,上海市松江区开展"智慧型"医养结合模式,主要由三层构架成。第一层架构:由社区老人及其子女通过智能终端,如手机、电脑、可穿戴设备等向智慧社区养老平台传达服务需求,如请求医疗照顾、病情咨询或餐饮配送等;第二层架构:由服务提供方利用现代化医疗体系实时监测老人的身体健康状态、生命特征等,利用传感器时刻检测老人血压、心率、体温等,还可为老人个人定制健康养生建议,利用定位系统为老人定位等,并将数据信息传递给智慧社区养老平台,为老人建立健康档案;第三层架构:老人可以在社区养老中心进行娱乐休闲、交友活动,如下棋、广场舞等交际活动,参与社区组织的老年郊游等,以避免老人因独处时间长而产生失落、孤寂等消极情绪。

---

① 大城养老,上海方案,徐汇范式——上海市徐汇区全国第五批居家和社区养老服务改革试点验收考评成果丰硕,"上海徐汇"公众号,2020-11-06.

第三节　医养结合服务的创新与发展

一、我国医养结合服务沿革

自 2012 年"医养结合"在《国务院养老服务发展的指导意见》中被正式提出以来,我国医养结合服务的发展经历了多个阶段的演变。

第一阶段(萌芽阶段):这一阶段属于医养结合服务刚刚开始发展的阶段,出台了许多与医养结合、养老服务、养老护理的相关政策。主要关注于老年人的养老服务需求和养老护理需求。

第二阶段(繁荣发展阶段):在多项相关政策的出台和驱动下,这一阶段的医养结合服务呈现出爆发式的发展。养老产业、敬老院、养老服务需求、老年护理、养老地产、长期护理、养老服务设施、空巢老人、日间照料中心、慢性病、全科医生等纷纷被纳入医养结合服务体系当中,丰富了医养结合服务的内容,提高了医养结合服务的质量。

第三阶段(创新发展阶段):在这一阶段中,"智慧型养老"的概念提出,中医药服务、健康管理服务、家庭医生签约服务、医养结合服务,养老服务模式在不断创新。医联体、互联网等多种形式丰富了医养结合服务的内涵。

二、医养结合服务的发展趋势

根据医养结合服务发展的演化路径以及当前的国家政策,未来医养结合服务将会朝着三个方向发展。

(一)服务主体更加多样化

在未来,医养结合服务将会有更多社会力量参与。这是因为在我国公共服务领域,"小政府、大社会"是未来的发展趋势,养老服务作为公共服务之一,自然也不例外。随着养老服务领域深化放管服的改革,政府将会越来越多地扮演掌舵者的角色,而社会将成为更好的"划桨者"。事实证明,社会力量参与医养结合服务不仅可以提升医养结合服务的运行效率,而且能够提高医养结合服务的质量。

(二)中医药服务将成为我国医养结合服务的一大特色

"中医药"这个词是 2017 年才出现的,这是因为国家在推进医养结合的过程中,逐渐发现中医药特色的医养结合具有明显优势。表现在:①中医"治未病"的思想对于健康老年人有保健和延年益寿的优势;②中医药"简、便、验、廉"的特征对于老年慢性病的治疗和康复都有明显优势;③中医心理学提倡的哲学思想对于老年人的心理健康也有很大益处。因此,近几年的国家养老政策,也在推动中医药健康养老事业的发展。

(三)"智慧型"养老更加突出

目前,越来越多的数字化、智能化技术融入医养结合服务。互联网、物联网、云计算、可穿戴设备、移动通信设备可以随时随地测量健康相关信息并上传到健康信息管理平台,使得原本相互分离的各个医疗机构之间的信息壁垒被打破,实现了健康信息共享,使得医疗资源和养老资源得到了更好的融合。

 案例

上海市医养三站服务模式

案例一:金杨新村街道金杨社区综合为老服务中心

(一)基本信息

金杨新村街道的金杨社区综合为老服务中心位于浦东新区金杨路 220 弄的五街坊小区,建成于 2018 年 12 月 8 日,建筑面积约 1 512 平方米,为上下两楼,一楼主要接待认知老人,二楼主要接待脑卒中老人。该中心主要提供长者照护之家服务、日间照料中心服务以及助餐服务。目前床位数 39 张,其中有 3 张床位保留给低保老人,截至 2021 年 7 月 31 日,站点内寄住老人共 33 人,入住率为 84.6%。该机构有护工 11 人,护工与老人的比例为 1∶3。该中心由区民政局利用居民区周边的闲置房源改建而成,引入专业化的社会服务机构进行运营。

金杨新村街道金杨社区综合为老服务中心按照一般的养老机构的功能进行内部配置,以满足社区内老年人机构住养的基本需求,包括文化娱乐室、康复训练室、厨房、助餐室、心理咨询室等功能设施。目前金杨新村街道共有两个综合为老服务中心和两个日间照护中心。

（二）服务内容

该服务中心主要的服务对象为主要是为洋泾社区中的具有洋泾户籍的认知症老年人提供短期或长期的集中居养服务,为老人提供生活照料服务、健康管理服务、文化娱乐服务以及包括养老顾问、法律援助、安全防范在内的信息服务。该服务中心提供助餐服务,独立厨房配有经验丰富的厨师和营养师,可为老人提供营养卫生的、可供自主选择的菜单式饮食,并兼顾入住和未入住老人的饮食需求。康复师、护士每周来两次,分别提供评估和指导等康复训练服务、基础护理服务。此外,还可为老人提供基于长护险的居家上门护理服务。该服务中心暂时还未与社区服务中心建立稳定的合作。目前的合作主要是直接通过家属与社区卫生服务中心联系,让社区卫生服务中心每周派医生或护士过来为老人进行常规检查。服务内容主要为测量血压、血糖,评估老人健康状况,指导老人用药等。

在收费标准上,不同评价级别的老人有不同的收费标准,价格在7 500元/月起,护理服务可以依托于长护险,但是政府买单的比例较小,大部分服务还是需要自费。

（三）运营管理

金杨社区综合为老服务中心由区民政局主导,与"爱照护"养老服务公司签署协议,进行装修和运营。这家社会组织的特点是利用互联网技术为众多养老机构提供智能医疗呼叫平台和管理系统。因此,在运营综合为老服务中心这样的小规模机构时,"爱照护"充分运用互联网思维和市场化模式,尽可能扩大服务范围,增加服务内容。

一是通过统一的管理技术平台对所托管的养老机构实行统一管理,包括统一进行模块化装修,统一队伍培训和建设,统一伙食和日常采购,有效降低成本。同时实行统一质量体系,确保服务质量一致,减少意外。

二是通过智能设备和远程平台管理,经过精确计算,让服务人员和服务对象做到时间和空间上的最佳匹配,最大限度节省人力成本,并更好地为老人服务,以此降低护理项目的边际成本,提高运营效率。

三是充分发挥"互联网"的作用。通过大力构建信息网络的养老入口,如"爱照护"APP,每日上传各床位老人的基本身体情况数据(体温、血压等),家属可以随时浏览老人的各项生命体征。通过这样的模式,培育聚集了一批家属群体,让家庭更大程度地参与面向老人的服务中。很多本小区居民也前来做志愿者,在一些节日都会和居委会组织一些活动。

（四）总结

金杨社区综合为老服务中心是一家具有鲜明互联网特点的社区嵌入式养老服务机构，从单一护理开始，逐渐发展成为康复训练、居家照护、短期或长期托养、为一体的一站式养老服务供应商，实现了社区居家养老的可及性、便利性和高效率性。通过互联网搭建数据平台，采取线下体验与线上服务相结合的模式，让家庭更大程度地参与到老人的服务中，为如何更好地发展社区嵌入式养老提供了宝贵的经验。

案例二：江苏路街道社区综合为老服务中心

（一）基本信息

江苏路街道辖区面积 1.52 平方公里，户籍人口 5 万余人，老年人口占户籍人口比为 39.27%，是一个老龄化程度较高、老式房屋比较密集的"双老"社区。江苏路街道社区综合为老服务中心建成于 2018 年 11 月 30 日，建筑面积约 2 810 平方米，为上下两楼，一楼主要为护理站、社区卫生服务站以及养老顾问点，二楼主要是日间照料中心。目前床位数 34 张，17 张用于正常老人，17 张用于认知障碍老人，平时接待的老人数量为 40—45 人。人员构成主要为医生、护士、康复理疗师、护工等，共 20 人。该机构是通过公建民营的方式，由民政局主导，由街道对接，引入第三家机构（颐家老年服务有限公司）管理。

该机构的设施配置主要有多功能活动区、五感训练区、康复区、助浴室、休息区、助餐餐厅、中医诊疗室等功能设施，能够满足社区内老年人机构住养的基本需求。

（二）服务内容

该机构的服务对象主要是辖区内的所有老人，该机构将当下较新的 VR 技术与"认知症"老人的五感康复结合起来，提供医养结合、体医融合、社区助餐、居家上门、喘息式服务、8 小时日间托养、24 小时全天短期护养、社区老年人及残障老年人助浴等服务内容。服务旨在通过政府"买单"，请专业护理人员上门照料老人或是把老人接到养老机构，享受专业照护服务，使因长期照顾护理老人而产生身心俱疲、精神压抑、无法处理其他事务等状况的家庭成员得到"喘息"的机会。此外，该综合为老服务中心以长者照护、日间照料、医养结合为基本服务内容，以"认知症"康复护理为特色，为社区老人提供多样化的服务，满足多层次的需要。同时还提供认知症专项照护、记忆疗法、舒缓康养等个性化、差异化的综合为老定制服务。

（三）运营管理

在机构运营方面,该机构采取"政府主导、社会协同"的运作方式,场地设施由街道投资改造,项目建成后通过购买服务,委托给街道内一家养老机构的运营方——颐家(上海)老年服务有限公司进行运营管理。按照社区康养中心、智慧养老中心、公益关怀中心、居家指导服务中心这"4＋X"的功能定位,将长者乐龄活动与社区公共空间打造结合起来,同时,发挥枢纽式设施作用,将养老顾问服务向居委进行延伸。街道充分调动社会力量参与养老服务事业,委托颐家(上海)老年服务有限公司对综合为老服务中心进行专业化运营管理,除了长者入住的区域,其他区域均为社区公共开放区域,对社区所有老年人开放。

在收费标准方面,由第三方机构对老人先进行"老年医疗护理需求评估",不同级别的老人收费标准和服务内容不同。价格在 500—5 500 元/月。

表8-3　不同级别老人的服务内容和收费情况

套餐	服务对象	服务内容	收费标准
套餐一	4 级长者	服务时长 31 小时/月	500 元/月
	5—6 级长者	服务时长 41 小时/月	
		含长护险服务、应急救援 1 次	
套餐二	4 级长者	服务时长 43 小时/月	1 000 元/月
	5—6 级长者	服务时长 53 小时/月	
		含长护险服务、应急救援 3 次	
套餐三	4 级长者	服务时长 68 小时/月	2 000/月
	5—6 级长者	服务时长 78 小时/月	
		含长护险服务、应急救援 8 次	
套餐四	4—6 级长者	24 小时全程照护	5 500 元/月

（四）总结

该机构在横向上根据老年人的活动半径逐步形成了社区老年人居家生活圈、邻里互助圈、居村活动圈、社区托养服务圈和街道层面综合服务圈五个层级为老服务"一站多点"的服务模式,在纵向上打造了"街道—网格—居委"三个层级的为老服务网络。试点的"智慧养老"项目、失智友好型社区建设项目、在全市率先推行的医养结合"三站合一"模式,为医养结合模式的推行提供了宝贵的经验。

案例三:虹桥街道综合为老服务中心

（一）基本信息

长宁区虹桥街道社区综合为老服务中心位于中山西路1030弄8号（虹一小区内）,建成于2018年12月17日,总建筑面积为3 072平方米。床位数43张,空置率低。虹桥街道户籍人口5万余人,老年人口占户籍人口比为38.65％,是一个老龄化程度较高、老式房屋比较密集的"双老"社区。机构共有三层,一层提供综合养老服务,设有老年助餐点、卫生服务站、护理站、居家养老服务站、美好生活服务站、养老顾问站、智慧养老微展厅、心乐空间等功能区。其中"心乐空间"是街道创新打造的上海市首个长者运动健康之家,也是长宁区首个体医养融合示范点;二层提供机构养老服务（上海虹桥敬老院）,设有保基本养老床位;三层提供日间照护服务,设有认知障碍家庭支持、日间照料、康复运动、科技助老、助浴护理等功能区。

截至2021年7月底,虹桥街道有4家敬老院、2家长者照护之家、2家综合为老服务中心、日间照料中心13个、助餐点10个。该机构通过公建民营的方式,委托给第三方机构进行专业化管理。

（二）服务内容

该机构的主要服务对象为虹桥街道辖区内的所有老人,以"夕阳无限美好,乐享花YOUNG年华"为目标,围绕"功能集约化、服务专业化、运营社会化、管理智能化"四大功能特色,提供"优质＋均衡"的养老服务,着力为老人提供医疗服务、护理服务、生活照料服务、助餐服务、康复服务等。一层是卫生站、护理站和居家养老服务站,"三站合一"是为老中心的一大特色。其中,康乐卫生服务站共150平方米,开设西医全科、中医全科、中医针灸、康复治疗四大科室,服务辐射周边7个居民区。同时还设有药房,提供180余种老年病常见药品,方便居民就诊后就近取药。久乐护理站提供医疗照护、生活照料、远程监护等居家养老服务。家乐养老顾问站为社区老年人提供养老政策咨询、居家养老、助餐、日托需求登记、志愿者报名等服务。二层是虹桥敬老院,提供保基本机构养老服务,着力营造"适老化、家庭化、共享化"的温馨氛围。三层提供日间照护服务,能够发挥日间照料、康复运动、认知症家庭支持、科技助老、助浴护理等功能。日间照料中心可提供全托、半托、项目化服务三种服务模式。

（三）运营管理

虹桥街道综合为老服务中心由街道提供场地，由 CHINA AID 展商华康健康产业股份有限公司进入装修并运营，民政部门对运营单位进行业务指导和定期考核。政府为运营机构承担场地费用、运营补差，每年对第三方机构进行补贴。此外，机构依托虹桥街道已有的公益平台，引进更多的专业力量和社会资源，以促进社会化社区养老服务体系的构建。智乐微展厅是首批上海市设立的 10 家"5＋5"老年福祉产品应用推广基地之一，也是全市第一个在综合为老中心落地的项目，该展厅模拟居家场景，遴选出的各类优质康复辅具、适老化软硬件产品，提供展示、体验、销售、租赁、科普等服务，打造家门口的"迷你"老博会。

（四）总结

该机构充分发挥了综合为老服务中心在社区养老的枢纽作用，通过合理地配置服务资源，完善服务规范，提供下沉式家门口为老服务，向社区辐射形成一张社区"幸福养老"服务网络，兜住老年人最密集的日常需求，形成"一站多点"社区养老服务资源均衡布局。其最大的特色就是卫生服务站、护理站和居家养老服务站的"三站合一"模式。该机构早在成立之初，就与街道社区卫生服务站建立了合作联系机制，卫生服务站直接入驻综合为老服务中心，为老年人提供常态照护。之后又引入了护理站，可为老人提供基本的护理服务。

思考

1. 上面三个案例中的社区养老运营模式的特点分别是什么？
2. 结合国情，思考为什么我国要大力推进医养结合服务？

第九章

社区健康传播

第一节 传播概述

一、传播的概念

传播（Communication），又可译为交流、交往、沟通、通信。1988年出版的我国第一部《新闻学字典》将传播定义为："传播是一种社会性传递信息的行为，是个人之间、集体之间以及个人与集体之间交换、传递新闻、事实、意见的信息过程。"1993年，全国爱国卫生运动委员会办公室组织专家编写的健康教育专业系列教材之一《健康传播学》中采用了以下定义："传播是遵循一系列共同规则互通信息的过程。"在2011年《传播学教程》再版中提出："传播，即社会信息的传递或社会信息系统的运行。"上述有关传播的定义从不同角度反映了人类社会的信息传播所具有的社会性、普遍性、互动性、共享性、符号性、目的性等特性。

二、传播过程模式与传播要素

传播是一个有结构的连续过程，这一过程由各个相互作用、相互联系的要素组成，人类社会的信息传播具有明显的过程性和系统性，这个系统的运行不仅受到其内部各个要素的制约，而且受到外部环境因素的影响，与环境保持着互动的关系。为了研究传播现象，学者采用简化而具体的图解模式对复杂的传播现象进行描述，以揭示和解释传播的本质，从而形成了不同的传播过程模式。下文介绍两个最基本的传播过程模式。

（一）拉斯韦尔五因素传播模式

1948年，美国著名的政治学家、社会学家哈罗德·拉斯韦尔（H. D. Lasswell）在《社会传播的结构与功能》论文中，提出了一个被誉为传播学研究经典的传播过程文字模式，即"一个描述传播行为的简便方法，就是回答下列5个问题：①谁（who）？②说什么（says what）？③通过什么渠道（in what channel）？④对谁（to whom）？⑤取得什么效果（with what effect）？"。拉斯韦尔五因素传播模式在传播学史上第一次把复杂的传播现象用5个部分高度概括，虽然不能解释传播的全部内涵，但已然抓住了问题的主要方面。该模式的提出为传播学的研究奠定了理论基础，并在此基础上形成了传播学研究的五大领域（见图9-1）。

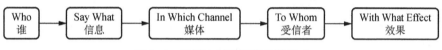

图9-1　拉斯韦尔五因素传播模式

根据拉斯韦尔五因素传播模式，一个基本的传播活动主要由以下五个要素构成。

1. 传播者

又称"传者"，是在传播过程中信息的主动发出者。传者可以是人，也可以是一个群体、组织或机构，例如电视台、报社、出版社、影剧院以及各级宣传部门和教育机构等，都属于传者范围。因此，我们不能把传者仅仅理解为一个人，它也包括了一切传播机构。

2. 信息与讯息

信息泛指人类社会传播的一切内容；而讯息则是由一组相关联的有完整意义的信息符号所构成的一则具体的信息。讯息是一种信息，信息必须转化为讯息，才能传播出去。

3. 传播媒介

又称"传播渠道"，是讯息的载体，是传播信息的中间渠道，也是将传播过程中各种要素相互联系起来的纽带。在传播活动中可采纳的传播途径是多种多样的，通常可以分为口头传播、文字传播、形象化传播、电子媒介传播、综合传播等方式。

4. 受传者

又称"受者"，是指讯息的接受者和反应者，是传播者的作用对象。同样，受者可以是个人、群体或组织。大量的受者被称为受众。

5. 传播效果

这是传播对人的心理和行为产生的有效结果。具体来讲,指受传者接收信息后,在知识、情感、态度、行为等方面发生的变化,通常意味着传播活动在多大程度上实现了传播者的意图或目的。

（二）施拉姆双向传播模式

美国传播学者威尔伯·施拉姆（Wilbur Schramm）被人们誉为"传播学之父"。1954 年,施拉姆在《传播是怎样运行的》一文中提出了一个新的传播模式,即"双向传播模式",用双向传播模式将传播过程描述为一种反馈的信息交流过程。该模式突出了信息传播过程的循环性,是对以前单向直线传播模式的一次突破。这个模式强调了传播的互动性。在这个模式中,传播双方都是传播行为的主体,但是他们并不是完全平等或平等的。在这一传播模式中,受传对象的角色并不是固定不变的,而是相互可以转换的,受传者在反馈信息时可以转变为传播者,而传播者在接受反馈信息时又在扮演着受传者的角色（见图 9-2）。

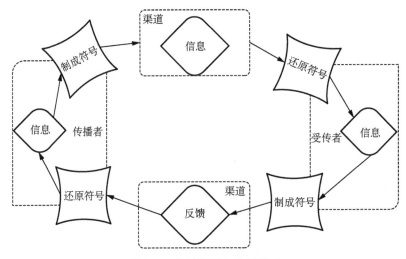

图 9-2　施拉姆双向传播模式

在施拉姆双向传播中,有两个重要的传播要素。

1. 传播符号

符号是信息的载体,是指能被感知并揭示意义的现象形式,即能还原成"意思"的传播要素。人类传播信息,主要靠语言符号,也经常借助非语言符号。传播者和受传者相互沟通必须以对信息符号含义的共同理解为基础。例如,在健康咨询中,医生和病人之间不断进行这样的沟通和互动。

2. 反馈

系指受试者在接受传播者的信息后引起的心理和行为反应。在传播过程中,反馈是传播者进行传播的初衷,也是受传者作出的自然反应。反馈是体现信息交流的重要机制,其速度和质量因传播媒体的不同而不同。反馈的存在体现了传播过程的双向性和互动性,是一个完整的传播过程中不可或缺的因素。

（三）传播分类

人类的传播活动形式多样,可从多种角度进行分类。根据传播的符号,可分为语言传播和非语言传播;根据使用的媒介,可分为印刷传播和电子传播;根据传播的效果,可分为告知传播、说服传播等;按照传播的规模,可将人类传播活动分为五种类型:自我传播、人际传播、群体传播、组织传播和大众传播。

1. 自我传播

又称人的内向传播、人内传播,指个人接受外界信息后,在头脑中进行信息加工处理的过程。自我传播是最基本的传播活动,是一切社会传播活动的前提和生物学基础。

2. 人际传播

又称人际交流、亲身传播,是指个人与个人之间(包括两人或多人之间)直接的信息交流,是一种双向交流活动。人际传播是最典型的社会传播活动,是人际关系得以建立的基础,也是人与人之间社会关系的直接体现。

3. 群体传播

又称小组传播,是指一小群人面对面或以互联网为基础的参与交流互动的过程,他们有着共同的目标和观念,并通过信息交流以相互作用的形式达到他们的目标。群体传播有两种形式:一是固定式群体传播;二是临时性群体传播。

4. 组织传播

又称"团体传播",是指组织之间或组织成员之间的信息交流行为。组织传播包括组织内传播和组织外传播。组织是按照一定的宗旨和目标建立起来的集体,如工厂、机关、学校、医院、各级政府部门、各个层次的经济实体和政治团体等,这些都是组织。在现代社会中,组织传播已发展成为一个独立的研究领域,即公共关系。

5. 大众传播

系指职业性传播机构通过大众传播媒体向范围广泛、为数众多的社会大众传播社会信息的过程。20 世纪以来，随着广播、电视等电子媒体的出现和发展，大众传播已成为普遍的社会现象。大众传播推动了社会环境和文化环境的变化，人们的生活与大众传播越来越密不可分。

第二节　社区健康传播

一、健康传播与社区健康传播的概念

（一）健康传播的概念

"健康传播"于 20 世纪 80 年代末作为一个专有概念在我国出现。在 1987 年全国首届健康教育理论学习研讨会上，有学者系统地介绍了传播学理论，并认为传播学可以运用在健康教育方面。国际上，1992 年，杰克逊率先指出健康传播是一种通过大众传媒来传递与健康相关的资讯的健康传播活动，其目的是预防疾病，促进健康；中国学者张自力认为健康传播是指在特定的社会历史环境下的社会实践活动，其目的首先是传递健康信息，普及健康知识，其次是通过健康信息的有效传递，改变健康观念，进而维护和促进受众健康。

（二）社区健康传播的概念

社区健康传播是健康传播的一个分支和部分，它是指以"人人健康"为出发点，运用各种传播媒介、渠道和方法维护和促进社区居民的健康，制作、传递、分享健康信息，包括健康教育与健康促进两个重要组成部分。

二、受众与传播内容

（一）受众

传播者与受传者两个主体构成了一般的传播过程。受传者作为传播内容的接收者,是知识传播的"目的地"。受传者作为不同的独立的个体,有着各种各样的思维,他对传播内容的接受程度最直接地影响着传播效果。因此,要使传播信息被受传者接受,就要对受传者进行全面分析,通过了解其生活经历、思想观念、行为习惯等进行有针对性的传播。

社区健康传播中的主要受众为育龄妇女人群和中老年人群,尤其是中老年人群对于社区健康传播的关注程度明显高于社区内其他人群。青年人虽然有着较强的主人翁意识,但是因为日常工作繁忙,生活压力较大,以及个人日常生活较丰富,对于社区事务的参与程度、熟悉程度都远低于中老年人。中老年人,尤其是已退休的中老年人因为逐渐退出社会运作、子女成年、空闲时间较多、身体状况不足以过多地出远门,因此会将较多精力用于与自身家庭生活较为相关的社区活动,参与社区节假日活动,与社区邻里、社区工作人员进行沟通。在健康知识传播过程中,中老年人具备一定的积极主动性,他们会根据自身的需要和所处的环境,对不同的传播媒介进行选择,并对媒介传播的健康知识进行选择性认识、理解及记忆。不同的地理、文化、经历和社会关系等都会影响向中老年人群传播内容的方式,影响其对健康知识的认知及记忆。

（二）传播内容

通过传播健康知识激发受传者的健康需求,提升受传者对自身健康情况的认知水平,进而使其采取各种行动来促进自身和周围人的健康是健康传播的根本目的。健康知识是健康传播产生效果的重要环节,优质的健康知识可以帮助中老年人正确地认识健康和疾病,这种认识不仅仅局限于对健康知识的了解与获知,更应扩展为对健康知识的掌握与应用。通过获取健康信息,帮助中老年人简单快速地理解信息,并使他们可以按照科学的规律与方法解决健康问题。社区健康传播细分的内容多种多样,具体的内容有涉及时下健康卫生问题的防疫防传染知识,如 H5N1 流感预防与诊断等;日常保健、锻炼、养生小贴士等知识,如蔬菜水果挑选小窍门、中老年锻炼指南等;幼儿看护、护眼、护牙、降血压、降血脂等知识。

三、健康传播效果

健康传播效果是指受传者接收信息后,在情感、思想、态度、行为等方面发生的反应。健康传播的效果,按可达到的难度层次由低向高依次分为四个层次。

（一）知晓健康信息

知晓健康信息是传播效果中的最低层次，主要取决于信息传播的强度、对比度、重复率、新鲜度、定位点和创意性等信息的结构因素。知晓健康信息是促使有效思考所必需的环节。

（二）健康信念认同

健康信念认同是指受传者接受传播的信息，并对信息中倡导的健康理念进行理解，认同一致。这是由认知进而形成一个人的价值观念的基础和先导。只有以受传者以自己为中心形成价值观念才能真正地影响其态度和行为。受传者就会自觉或不自觉地按照这样的信念，对其自我在健康方面的态度、行为表现和客观环境进行分析判断，产生健康信念认同有利于受传者态度、行为的转变以及对健康环境进行追求和选择。

（三）态度向有利于健康转变

受传者态度是其行为的先导。健康传播者通过健康信息的传播，使受传者获得健康知识，促进态度从不利于健康的方面向有利于健康的方向转变。健康的态度一旦形成，就具有固定性，成为一种心理定势，一般说来不会轻易改变。

（四）采纳健康的行为和生活方式

采纳健康的行为和生活方式这是健康传播效果的最高层次。受传者接受健康信息后，在知识增加、健康信念认同、态度转变的基础上，改变其原有的不利于健康的行为和生活方式，并提高了生活质量，这是健康传播的最终目的。只有实现了这一效果，才能真正改变人的健康状况。

以低钠盐从"不知名"到"购买行动"为例，采纳健康新信息的步骤如下：①缺少低钠盐信息或不知晓传播效果；②知晓/了解低钠盐有利于健康（接触、学习知识与经验回忆）；③喜欢低钠盐（理解与感觉的改变）；④偏好低钠盐（态度改变）；⑤信服低钠盐有利于健康（信念认同）；⑥想要买低钠盐（行为意向）；⑦购买和使用低钠盐（短期行为）；⑧养成食用低钠盐的生活习惯（长期行为）。

四、影响健康行为传播效果的因素

健康信息的传播是一个十分复杂的过程,其传播效果受多种因素影响。影响健康信息传播效果的主要因素包括传播者、信息、传播途径、受者和环境。

（一）健康传播者因素

1. 健康信息的把关人

把关人是指在信息传递路线上,决定舆论导向和信息命运的人。健康信息的把关人是主管部门与社区的各级领导人及健康教育工作者等。除主管部门领导外,医学专家及健康教育工作者都是健康信息传播的把关人。他们的职责是对信息内容起到把关和过滤作用,对信息进行选择取舍,通过处理及删节,决定向受传者提供哪些信息,并试图利用信息造成某种影响。

2. 选择合适的传播者,注重树立良好的自我形象和威信

真正的专家,能给予受众可以信赖的、有效的医学指导。传播者的信誉和威望越高,传播效果就会越好。

3. 提高业务素质,进入受众及媒体的共同经验范围

传播双方的关系,共同经验范围越大,传播效果越好。传播者应努力寻找与受传者之间更多的共同语言。如果仅说别人听不懂的医学专业术语,使受传者无法理解和接受,那么肯定会出现传而不通的结果。健康信息传播的成功,有赖于传播者有能力使听众产生对于共同意义的感情共鸣。

（二）健康信息传播因素

健康传播就是用健康信息的刺激,来激发受传者的某些健康需求。健康信息传播因素包括信息内容、符号使用与信息表达形式三个方面。

1. 信息内容

（1）信息内容的针对性、科学性和指导性:健康传播活动传播的是有关"人的健康"的知识、技术、观念和行为模式的健康信息。一个完整的健康信息应能有效地指导人们的卫生行为。因此,信息内容不仅要包括"是什么""为什么",还要告诉人们如何做。

（2）注意结合目标人群常见疾病或症状的热点话题。

（3）注意结合疾病季节特点的热点话题。

（4）注意结合与健康有关的卫生宣传日，选择热点话题。

2. 使用符号要准确、通用，适合受传者理解与媒介采用

使用符号，特别要注意符号形式是否符合低文化层次人群的需要。而且最好同时使用图像符号，来表现具体操作形式，以便于理解信息。

3. 信息表达形式应根据传播目的和受传者需求而设计

信息表达形式多种多样，是用说理性信息晓之以理，还是采用情感性讯息动之以情，应根据传播目的和受众需求而设计。

（1）晓之以理与动之以情：情感性信息是用丰富的情感来打动人心，引起注意，具有强烈的吸引力和感染力，适用于宣传鼓动。说理性信息则是以鲜明的事实、准确的数据来说明道理，以理服人，适用于劝说。

（2）积极与消极：指通常所说的正面教育与反面教育，积极的正面教育是以积极肯定的语言和形象使人受到鼓舞，而后者则用严重后果等引起受传者的警惕。

（3）大众化与个性化：大众化的信息通过呼吁大众，引起社会的关注和人们的从众行为。对于某些特定的个人健康问题，应给予具体的有针对性的指导。

（4）幽默与严肃：幽默性信息引起人在发笑后深思疾病的普遍性与严重性；严肃性信息是提示某种疾病的现状对人类健康的严重威胁。

（5）说教式与讨论式：由权威性的机构或人士发出说教式、指令式信息，具有强大的威力；而讨论式信息则可引起争论，更平易近人。

（三）媒介渠道因素

1. 媒介渠道的选择

应注意传播信息的媒介对目标人群的适应性。媒介的选择适当与否，对健康传播效果的影响非常大。不仅涉及受传者是否拥有传播者所选择的媒介，而且还涉及传受者双方对使用这一媒介的共同经验范围有多大。

2. 注意多媒介渠道的组合策略

据国外心理学家测定，人类的五官对外界信息的接受能力有很大差别，视觉为83％—87％，听觉为7％—11％，嗅觉为3.5％、触觉为1.5％，味觉为1％。通过合理地策划媒介组合，多层次、多渠道开发利用多种媒介，提升信息有效达到率和暴露频率。在一定时间内，以宣传活动形式，并用多种媒介组合造声势，造舆论，产生轰动效应。

(四)受传者(受众)因素

健康传播的受众是社会群体,他们有着不同的健康需求和信息需求。传播内容要符合听众的年龄生理与心理特点。

根据受众特点制定传播策略是传播学理论在健康传播中的具体应用。

1. 受传者的心理因素

受传者在接受一种新信息或采纳一种新行为时,要经历一个心理发展过程,这一过程大致分为知晓、劝服、采纳、加强四个心理发展阶段。为健康教育者准确地制定传播策略具有指导意义。假若按听众的心理发展阶段制定传播计划,决定信息内容,选择媒介渠道,那么传播效果会更好。

2. 受传者的社会经济文化特征

民族、年龄、性别、职业、文化水平、宗教、经济状况等背景因素与人群的生活方式、卫生习惯、卫生知识需求和对新信息的敏感性密切相关。

3. 受传者的健康状况会直接影响到其对健康信息的需求、选择和迫切的程度

一是特定健康需求:在患病阶段,有强烈的健康信息需求,常常表现为"饥不择食"和"有病乱投医",这正是我们为其提供生活服务和避免上当受骗的最佳时机;二是潜在健康需求:每个人都有接受健康信息的客观需要,无病时意识不到,应提供一些超前的医学防治知识技能,有助于听众"防患于未然"。

(五)环境因素

除了上述传播过程的四个因素外,还有一个重要的方面不可忽视,那就是传播活动赖以发生的自然环境和社会环境。

(1)自然环境:如传播活动地点、场所、距离、环境布置等。

(2)社会环境:如社会的经济状况、文化习俗、社会规范、政府及社区的政策法规,以及受传者生活圈子内的所有人对其态度和行为的影响。

上述五个方面因素无不直接或间接地影响传播双方的心理和行为,从而不可避免地对健康传播效果产生影响。

第三节　社区中医药健康文化传播

随着人们健康意识和健康需求的不断提高,健康管理和健康促进模式日益受到人们的关注和青睐。健康社区中医药文化健康管理和健康促进的传播已成为我国社区卫生服务的重要组成内容。

一、中医药文化社区传播的特点

(一)传统文化向现代通俗文化转化

中医药文化是中国传统文化的优秀代表,受到文、史、哲等人文学科的滋养,独具人文和哲学优势;同时,中医药学也是中华民族数千年来与疾病抗争过程中的医学实践经验的积累和智慧的结晶,不仅是一门生命科学,也是一种生命文化。它所倡导的"整体观,天人合一和辨证论治"的朴素唯物主义思想是中国古代思想的最伟大的创造。它所包含的"人为本,医乃仁术"的人文思想、"悬壶济世、大医精诚"的职业精神、"天人合一,调和致中"的养生方法,从道德和精神层面教育和引导从医者应该承担的使命和理解从医的意义。

中医药文化的传播者,只有把古文化味很浓的中医药文化学术转变当代人们易于接受的通俗白话体,采用灵活的表现形式、生动的表达艺术,从实践中摸索出一条为老百姓喜闻乐见的路子来,才能被人们理解、接受,只有把中医药转变为人们防病、治病的医疗保健手段时,才能使中医药文化在社区传播带动中医药学的发展,以中医药学的发展来促进中医药文化的普及,实现中医药文化进社区,更好地为民服务的目的。

(二)传播文化与传播知识相结合

现代社区因环境污染、生活节奏和生活压力等因素导致各种心理疾病、老年病、慢性非传染性疾病等的患病率急剧上升,已成为严重危害人们健康的重要公共卫生问题。科技的进步、医学的发展,攻克了人类史上曾经难以治愈的疾病的同时,患病率却呈现不断上升的趋势:医学在治疗疾病的同时,新的医源性、药源性疾病不断出现,医学在实现延长人类寿命的目标时,却无法保证人类长寿并健康地活着。现代医学在治疗这些疾病时面临着严重的治愈瓶颈困境,而中医药对此却有着独特的疗效和优势。中医药学包括疾病治疗和疾病预防两大体系,中医药具有"绿色药物"之称号,其副作用小,疗效突出,通过中草药、中医药适宜技术治疗,日常生活中加以饮食调理、运动干预等手段,中医药对一些慢性病和系统性疾病的防治效果明显。

尽管中医药的疗效和保健功能受到了社会的广泛关注,但中医药文化的真正魅力在于其传统文化的核心思想,在于其育人的核心价值观,如:以人为本的价值观、大医精诚的职业观;医乃仁术的道德观等中医药文化核心价值才是中医药学持久发挥医学服务作用的灵魂所在。用中医药文化价值观引领中医药的传承与传播,是中医药文化传播的必然和有效途径,它决定了传播的内涵、传播的载体和传播的效应,使中医药文化的传承与传播收到事半功倍的效果。通过社区中医药文化健康大讲堂、中医适宜技术讲座普及中医药文化"人命贵如天"的生命价值观;"辨证施治"的思想价值观;大医精诚的职业观;"以人为本、济世活人"的伦理观等中医药文化价值观,有利于缓解紧张的医患关系,有利于形成和谐、健康的社会环境。

（三）传播文化与居民生活相结合

现代医学在攻克许多疾病的同时,也带来了一系列的医源性和药源性问题,严重危害患者的身心健康。而以"简、便、廉、验"著称的中医药则顺应了人类社会"绿色""环保""回归自然"的趋向。中医药重新受到人们的青睐,不仅仅是因"绿色""环保"、毒副作用小的原因,更重要的是因为绝大多的中草药具有"药食同源"的功效。病时是一味药,健康状态时它则是一道美食。

二、中医药文化社区传播模式的要素

（一）中医药文化传播的主体要素

在传统的中医药文化传播模式中,如像《黄帝内经》等经典中,中医药文化的传播是以中医学界的精英为核心的单一传播主体来进行文化传播的,这是一种"精英-大众、表达-接受"的单向式传播模式。随着商品经济的市场化、大众传播媒介技术的革新,文化传播的主体方式也由原来单一传播维度演变为多维度全方位的传播。政府、社会组织和企业等作为传播主体,在中医药文化的传播过程中,发挥各自优势,实施文化引领、文化推广和文化影响策略。广播、电视、杂志、科普读物,尤其是网络媒介逐渐普及,传播媒介日趋多元化,传播手段也日益现代化,这一切都成为大众广泛参与中医药文化传播的多元交互的文化传播模式。中医药文化的传播可借助传统大众传媒的广泛宣传,也可以借助新兴的网络传播平台、手机媒介等新兴数字媒介,通过影像、视频等传播途径,多维度、全方位地展示中医文化。

（二）中医药文化传播的知识转化要素

中医药文化的传播很大程度上依赖于国家官方政策的推动,传播方式以大众传媒传播为主,以文本为内容,晦涩难懂,覆盖面窄,传播效果差。传播内容过于专业化,形式单调缺乏新意,缺乏长效机制,严重影响了中医药文化价值的社会认同和传承、传播效果。中医文化的传播途径和传播方式应该与时俱进,充分利用网络资源和新兴媒介,把高深晦涩的中医文化用语通过注入现代通俗、流行的元素进行诠释,让更多的大众能理解它、认知它。居民在得到中医药治病防病的同时,也能受到中医文化的熏陶,从而加深他们对中医药的认同、对中医文化核心价值的认可,这样有利于中医药文化的传播和发展。例如,"百家讲台"栏目邀请专家学者,利用电视广播传播平台,用浅显易懂,喜闻乐见的方式把中医药晦涩的内容解读给大众,让中医药知识走进千家万户,服务社区居民。

（三）中医药文化传播的核心价值要素

中医药因其确切的疗效受到了社会的广泛关注,大众传媒大肆宣传中医药的疗效,各类电视节目推出中医类养生节目,且收视率高居不下。而忽略中医药文化核心价值之本:辨证论治的哲学观;以人为本的价值观;大医精诚的职业观;医乃仁术的道德观等中医药文化价值观。中医药文化的传播如果能从其核心价值思想的层面来传播,引导中医药技术服务大众,服务社区。这样的传播会达到事半功倍的效果。大众在享受中医药服务带来的实惠的同时,也深深理解了中医治疗的内在原理,这样大众会更愿意信任中医疗法,更愿意采用中医药来防治疾病和养生保健,同时也很乐意传播和发展中医文化。

（四）中医药文化传播受众的特征要素

中医药文化在社区的传播最终的受众是社区居民,社区居民的喜好需求、受教育程度、健康状况会直接影响着社区居民对中医文化的传播内容的选择。社区居民的理解和接受程度,也直接影响着中医药文化传播的效果。实现中医药文化在社区的广泛传播，必须转变传播方式和传播内容，通过中医药文化传播知识，让社区居民理解、信任最终达到采取中医药治疗疾病，传播中医药文化的目的。

三、中医药健康文化传播方法

（1）社区中医药健康教育知识讲座。以中医类别全科医师为骨干，依托全科医师团队，成立健康教育讲师队伍，在各责任社区向群众普及中医药知识。

（2）开展以家庭为单位的中医药健康教育。采用入户宣传、发放宣传资料、建立居民健康档案、发放居民健康身份证等方式，开展以家庭为单位的中医健康教育，内容包括食疗与药膳、食补与药补、冬令进补、情志调摄与气功导引等。

（3）开展卫生日宣传活动。结合"世界结核病日""全国肿瘤防治宣传周""世界无烟日""高血压日""糖尿病日""世界艾滋病日"等各种主题日活动，开展中医义诊等相应的中医药健康教育活动。

（4）开辟中医药科普宣传专栏。在新闻媒体开辟健康教育栏目，积极提供中医宣传资料，刊（播）城乡群众应知应会的基本中医药健康知识、疾病预防控制方法等。广泛宣传动员辖区居民积极收看健康教育栏目，不断提高辖区居民的健康水平。

（5）编写中医药健康知识读本。示范性社区卫生服务中心组织有关专业人员编写知识性强、通俗易懂、内容全面、适合广大群众特点的中医药宣传资料，配放到健康教育室、输液大厅、康复病房等处，供就诊患者阅读。

（6）制作中医药健康教育展板。各社区卫生服务中心要设计制作一套简便易行，可在公众场合展出或悬挂的中医健康教育展板，广泛宣传中医健康基本知识与技能，做好展出活动记录及图片资料的收集工作。

（7）开设中医药健康教育课。社区卫生服务机构要与教育部门合作，在中小学校开设健康教育课程，面向青少年学生广泛开展中医健康教育，向辖区内的中小学提供符合中小学生心理特点的健康教育资料。利用"卫生日"，在学校组织开展健康教育活动，培养学生的健康意识和公共卫生意识，掌握基本的健康知识和技能，让他们从小养成良好的健康生活习惯，并通过学生影响家庭成员，促进健康行为和生活方式的养成。

(8) 建立健康咨询室。社区卫生服务中心建立健康咨询室,在社区卫生服务站设立健康咨询点,配备 DVD、电视、电脑等基本的宣教设备,并培养一批健康教育骨干,开展社区中医健康教育与咨询。全科医师团队在各责任社区进行义诊咨询,咨询内容包括合理营养、各种慢性病的防治知识、家庭心理教育,以及暴饮暴食、偏食、酗酒对健康的影响等。

(9) 建立中医药科普宣传栏。在每个社区建立一个中医药健康科普宣传栏,主要用于张贴中医药健康科普类报纸或宣传画和折页,向广大群众广泛普及健康知识,并定期更换宣传内容,做好资料的收集、记载工作。

第四节　新媒体与健康传播

随着科技的发展以及人们对于信息的需求的增长,新媒体瞬息万变,以不同的形式出现在人们的视野中,成为人们生活中不可或缺的一部分,并且对社会、政治、经济、文化和人的观念及行为产生了巨大的影响。运用于健康教育领域的新媒体更是催生了一场前所未有的变革,也促发人们对未来健康教育的憧憬。

一、新媒体的概念

新媒体概念经历了一定的演变过程。在 Web 1.0 时代,很多人认为新媒体就是网络媒体。在 Web 2.0 兴起后,微博、微信等社会化媒体因其传播形式与网站显著不同,被称为新媒体。手机通信进入 3G 时代后,客户端(APP)这种新的传播形式也被称为新媒体。当下,新媒体主要指基于数字技术、网络技术及其他现代信息技术或通信技术的,具有互动性、融合性的媒介形态和平台,主要包括网络媒体、手机媒体及两者融合形成的移动互联网以及其他具有互动性的数字媒体形式。

二、新媒体的特点

学界和业界对于新媒体的特点也存在多种看法,主要达成了以下共识(见

图 9-3）。

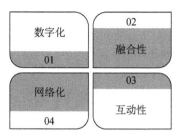

图 9-3　新媒体的特点

（一）数字化

计算机技术的发展使得信息实现了数字化存储、传播与呈现。数字化不是仅仅指传播过程中的某个环节的数字化，而是传播过程中全方位的数字化，同时也是最终传播介质的数字化。

（二）融合性

融合性是新媒体的本质特征之一，这种融合体现在媒介形态、媒介渠道、媒介手段等的多重融合。一方面，指媒介融合，报纸、电视、广播等传统媒体与互联网、手持智能终端等新兴媒体传播通道有效结合，衍生出不同形态的信息产品，通过不同的平台传播给受众；另一方面，微信、微博、QQ 等新媒体也都呈融合形态传播，可同时传输网页、文字、音频、视频甚至 VR 等多种形态信息，使受众同时接收到视觉、听觉等多重信息。

（三）互动性

新媒体中的信息传播是双向的，甚至多向的，这种交流特性称为互动性。传统媒体的受众反馈机制是被动而微弱的，而新媒体中的受众反馈是主动而有效的，而且这种交互是即时性的，也意味着新媒体中传受者双方的平等性。以传播者为中心的传播生态发生了去中心化的变革，带来了个性化与社群化传播的趋势。

（四）网络化

与信息终端单机独立形态不同，网络化指以计算机与通信技术为载体的信息终端之间的联网。网络化是推动新媒体普及与发展的重要因素，且是交互性的基础。依据现实工作需要,这里讨论的新媒体主要包括微信、微博、客户端及音视频、网络知识分享平台等。

三、新媒体健康传播的特点

数字技术将给中国新媒体传播带来前所未有的机遇,新媒体快速发展带来传播格局的变革,也深刻影响着健康传播体系。手机作为一种新的传播媒介,在通信网络、高性能计算、大数据等技术快速发展的同时,成为细分人群健康教育传播的重要载体。中国互联网络信息中心发布的第 48 次《中国互联网络发展状况统计报告》[①]显示,截至 2021 年 6 月,我国手机网民规模达 10.07 亿,较 2020 年 12 月增长 2 092 万,网民使用手机上网的比例为 99.6%,与 2020 年 12 月基本持平。2020 年的公共卫生事件,让健康成为年度最热门的话题,健康信息也因此成为各大新媒体平台传播热点。当下我国新媒体健康传播的主要特点有(见图 9-4)。

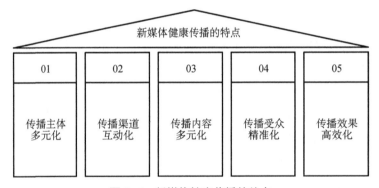

图 9-4 新媒体健康传播的特点

(一)传播主体多元化

在新媒体环境下,传播主体呈现多元化的特点,从以专家、主流媒体为核心的传播主体转变为多元传播主体,从"一对多"的传播模式转变为"多对多"。健康信息的传播话语权进一步下放,普通民众也可成为传播主体中的一员。如在

---

① 第 48 次《中国互联网络发展状况统计报告》发布超十亿用户接入互联网我国成全球最庞大数字社会 [J]. 网络传播,2021(09):76-81.

抖音等平台上,普通公众能够与专业健康教育机构、媒体一样,注册健康传播相关账号并发布与健康有关的信息。

（二）传播渠道互动化

以传统媒体为主要渠道的健康传播,如通过电视、广播、报纸等媒体进行宣传,虽然也有反馈和互动环节,但通常与受众的关联较弱或时间上滞后。新媒体环境下,传播主体和传播受众之间的互动性大大增强。一方面,公众主动通过互联网搜寻与健康相关的知识与信息,关注新媒体平台账号订阅健康信息;另一方面,随着社交媒体的出现,健康传播基本上告别单向发布模式,正走在向多方互动迈进的道路上。

（三）传播内容多元化

随着新媒体的迅速发展,许多健康传播新媒体平台涌现,除各健康教育机构、卫生健康行政部门的新媒体平台外,各大综合性门户网站均设健康频道,如"搜狐健康""网易健康"等,新媒体平台,如知乎、抖音、快手等,诸多机构或个人开通了健康相关账号并生产了大量的健康相关信息,从图文到视频、音频不一而足,而内容有的经过严格审核,有的则没有经过审核。要在信息海洋中赢得用户注意,传播主体权威、传播内容优质方能胜出。

（四）传播受众精准化

在新媒体环境下,尤其是大数据、云计算等人工智能技术的出现,使得新媒体平台可通过受众的网页浏览习惯和爱好确定用户画像,从而实现点对点的精准传播,受众从传统媒体环境下的相对同质、孤立的大众变为具有独特个性的受众,健康传播受众更为分化,呈分众传播模式。

（五）传播效果高效化

新媒体凭借互联网使得信息可以瞬间被传播出去。新媒体比传统媒体更具时效性,新媒体平台提供了低成本、高效率的传播渠道,特别是为突发卫生事件的健康传播创造了便利条件。但同时,传播高效也是一把双刃剑。因传播主体及内容的多样性、经济利益驱使导致的谣言及错误信息也同时存在且传播快速,这就给健康信息的管理及危机应对带来了新挑战。

四、新媒体健康传播现状

两微一端指的是微博、微信和移动客户端,是新媒体的典型代表。政务新媒体的主要形式为两微一端,健康教育新媒体目前的主要形式为两微一端。

很多健康教育专业机构主动尝试用新的形式、新的手段积极推进健康知识宣传,满足民众的健康需求。新媒体逐渐成为人们获取健康知识的重要媒介,也在一定程度上缓解了健康教育人力资源不足的压力。但随着机构新媒体的快速建设与发展,人才、内容品牌上还存在一些问题。

一是新媒体数量多、品种少。由于缺乏品牌意识,各机构新媒体平台存在定位模糊、内容缺乏原创性以及对新媒体的运营使用技巧不够完善等现象。公益健康新媒体数量多,但知名品牌并不多。

二是复合型健康传播人才缺乏。各专业健康教育机构纷纷开设了新媒体账号,通过新媒体平台向用户传播健康类知识。新媒体运营人员对健康领域的知识有很深入的了解,而不熟悉新媒体传播的规律,或者只了解新媒体传播规律欠缺健康专业知识,会使得新媒体健康传播的效果不明显。

二是信息同质化、原创性不足。缺乏原创性是我国网络健康传播面临的重要问题。在 Web 2.0 时代,运营者只需要点击鼠标就可以将大量信息复制并移植到用户页面中,新媒体优秀供稿人员不足,导致稿件不吸引人、质量不高,原创性信息相对匮乏。同时,部分新媒体在内容的选题上过于宽泛,缺乏自我定位,无法体现出自身的专业优势。信息的冗余可能会导致用户注意力分散和选择困难,使新媒体的健康传播达不到预期效果。

五、新媒体健康传播发展对策

要做好新媒体健康传播,就要抓好布局规划、运行机制、内容质量、品牌建设四个方面。

(一)规划好新媒体布局

健康教育新媒体建设要从公众需求出发,跨越部门边界,打造社会管理创新、政府信息公开、新闻舆论引导、倾听民众呼声、树立政府形象、群众政治参与的平台;重视整体布局、实用内容、服务功能、实质互动和综合评估;承担政策宣传、舆论引导、突发应对、健康宣教、在线办事、投诉倾听等职能。

要打造新媒体政务立体传播矩阵。门户网站是健康教育机构对外信息传播的综合服务平台,要认真建设、运营和维护。政务微博、APP 等在日常政务信息公开、应对突发公共卫生事件、澄清不实谣言、有效引导舆论等方面有重要作用。健康教育机构要打造官方网站、微博、微信公众号、客户端、今日头条号等新媒体政务立体传播矩阵,通过媒介融合和全媒体传播,实现同一内容在各种传播平台的扩散,全面提升健康教育机构政务信息的影响力。

不同级别的新媒体平台其基本功能的优先顺序不同,需要打通与其他平台、线下等壁垒;关联整合,平台少而精,基于服务主题,如"青少年健康""生育",而非部门名称,如"卫生""公安"等。考虑核心职能与服务、服务人群与集约效应、人员及能力等要素,合理配置各种资源,使其效率最大化。

(二)完善运行机制体制

要加强资源整合,打造精干队伍,完善机制体制。建立多层面、多专业结合共同参与协作的管理团队,以及获得强大的信息技术支持,保持推送内容的专业权威性,充分发挥新媒体的创新性,增强受众的交流互动体验,做好日常维护工作,使新媒体在健康知识宣传中发挥应有作用。

另外,要加强应急机制建设,健康新媒体平台做到各大公共卫生事件在场。比如,2016 年山东非法经营疫苗案件中,某省疾控微信公众号的疫苗案件科普文章阅读量近两万,文章《任何疫苗都不能打? 爸爸妈妈们,别让这则谣言伤害到你的孩子》、科普类文章《禽流感生活大爆炸,你问疾控专家答》被省电视台省交通广播网等媒体转发。

(三)提升内容质量

在提供健康教育信息服务时,应当遵守科学性、准确性和适用性原则。要求信息内容准确,没有事实、表述和评判上的错误,有可靠的科学证据。属于个人或新颖的观点应当有同行专家或机构的评议意见,或向公众说明是专家的个人观点或新发现。针对公众关注或亟须解决的热点、重点问题要及时进行解读或回应。

信息的表达要适合目标人群的文化水平与阅读能力。要讲故事、接地气,贴近受众的接受习惯。比如,深圳市卫生计生委微信公众号"深小卫"的文章写法侧重轻松实用,将长句转为短句,将长段落拆分成几段;将专业的词汇变成通俗易懂的语言,引入大量的比喻、俗语、网络语帮助读者理解专业的内容;语言幽默,不说官话;全文布局结构清晰、逻辑简单,多用小标题,把内容切成小段;排版上多用生动的表情、小漫画,但简洁。

政务信息传播可以第一手独家信息引发用户的关注,第一时间推出信息,最大限度满足受众需求。率先发布准确信息,可以避免谣言传播所导致的信息真空,抢占信息发布主渠道,成为主要信息源,掌握舆论场话语主导权,形成日常和重大节假日的专题推送模式。

(四)注重品牌建设

做到健康教育机构新媒体形象统一。新媒体矩阵在塑造健康教育机构的品牌形象中举足轻重。要通过微信公众号、微博、APP融合传播机构的文化理念、LOGO以及各种营销活动,从理念、视觉识别到行为识别三个层面全力进行品牌建设。机构形象与机构新媒体形象紧密相连。加强机构形象建设有助于打造新媒体形象。

坚持权威信息引领机构品牌建设。健康教育机构作为公共卫生服务部门,要明确自身的公益服务职能,围绕国家卫健委发布的《中国公民健康素养——基本知识与技能(2015年版)》[1]《健康科普信息生成与传播指南(试行)》[2]等,提升内容生产能力,借力新媒体塑造权威、科学、有趣、务实的健康教育机构和形象。

六、新媒体环境下突发公共卫生事件的健康传播策略

在突发公共卫生事件中的健康传播领域,我国新闻媒体为化解危机,积极应对,主流媒体的内容优势与新媒体的渠道优势相结合,实现多形式报道,在为公众普及健康知识、提供信息帮助的同时,控制并引导舆论走向,化解国内外公众的恐慌情绪(见图9-5)。

(一)传播主体:具有权威性的主流媒体

我国新闻媒体肩负着党和人民的耳目喉舌的职责,是传播信息的主要载体,在面临重大突发公共卫生事件时,不作为的政府和失声状态的媒体往往伴随着

---

① 中国公民健康素养——基本知识与技能(2015年版)[J].中国健康教育,2016,32(01):94-95.
② 健康科普信息生成与传播指南(试行)[J].健康管理与促进,2015,2(05):1-3.

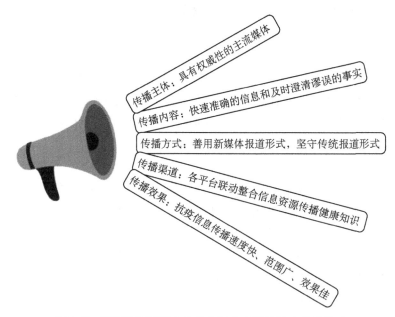

传播主体：具有权威性的主流媒体

传播内容：快速准确的信息和及时澄清谬误的事实

传播方式：善用新媒体报道形式，坚守传统报道形式

传播渠道：各平台联动整合信息资源传播健康知识

传播效果：抗疫信息传播速度快、范围广、效果佳

图 9-5　新媒体环境下突发公共卫生事件的健康传播策略

信息的未知性和不确定性，会使社会陷入恐慌和失控状态。

1. 主流媒体与专业医学专家强强联合发布权威信息

通过主流媒体的广泛传播渠道，权威医学专家能够迅速将最新的研究成果、专业观点和医学常识直接传达给大众。这意味着，当面临突发疫情、疾病暴发或出现健康危机时，公众可以第一时间获得相关信息，采取正确的预防和应对措施，有效应对风险。同时，主流媒体与医学专家的合作也有效地阻止了谬误信息的传播。医学专家可以及时澄清并纠正不准确的观点、流言蜚语和假新闻，以确保公众不受误导，减少恐慌和焦虑情绪的产生。主流媒体与医学专家强强联合发布权威信息，能够以迅速准确的方式为公众提供可靠的健康知识。这种合作模式在保障公众健康、应对突发状况方面发挥着重要作用，让人们获得及时的支持和指导。

2. 积极引导舆论热点，辅助健康知识传播

具有权威性和代表性的新闻媒体本身自带强大的影响力，在突发公共卫生事件中，人民日报社、新华社等权威新闻媒体遵循主流价值观，充分发挥媒介的议程设置的功能。各大媒体除了进行事实性的信息传播，也会根据自身定位进行议题设置来进行舆论引导，凝聚力量。

所以,在舆论引导方面,主流权威媒体始终坚守主流价值观。如以现场视频直播的形式发布突发传染病疫情防控实况相关的新闻报道,真实记录现场,引发公众共情。同时商业媒体和自媒体也创新传播方式,以多元视角直击现场。在进行健康传播的过程中,无论是传统媒体还是新媒体都会借助文字、图片和视频等形式来设置符合主流价值观的议题,引导公众舆论的正确走向,凭借从公众那里赢得的信任和好感,树立权威性,以便进行健康知识的有效传播。

(二)传播内容:快速准确的信息和及时澄清谬误的事实

在突发公共卫生事件中,迅速传达准确的信息可以帮助公众及时了解事件的发展和应对措施,避免恐慌和不必要的担忧。新媒体平台,如微博、微信公众号等,可以快速发布官方通告、专家解读、预防措施等信息,提高信息的传播速度和扩宽传播范围。同时,突发公共卫生事件常常伴随着各种传言和谣言,给公众带来恐慌和混乱。在这种情况下,迅速澄清并提供准确的事实信息是关键。这需要政府、专家和媒体的密切合作,通过新媒体平台及时发布准确的官方信息和权威解读,同时迅速正面地回应和澄清谣言和不实信息。这样的传播内容可以确保公众获得及时准确的信息,并增强公众对官方信息的信任和依赖,有效应对突发公共卫生事件带来的挑战。

(三)传播方式:善用新媒体报道形式,坚守传统报道形式

新媒体报道能够迅速传递最新的信息和及时的健康建议。社交媒体、微博、微信公众号等平台具有实时互动性,传播范围广泛,可以迅速更新信息,回应疑问,并引导公众正确应对。此外,利用图文、视频、直播等媒体手段,能够更生动地展示现场情况和专家解读,提升信息的吸引力和可信度。而电视、广播、报纸等传统媒体在突发事件报道中仍然具有重要作用。通过深入采访、专题报道等形式,传统媒体能够提供更全面、深入的分析和解读,帮助公众理解事件背后的原因和影响。同时,传统媒体在信源核实、信息审查方面拥有丰富经验,能够提供更可靠的信息来源和权威的专家声音。在公共卫生事件中,传播方式的合理运用可以更好地满足公众需求,提高信息的传达效果。

(四)传播渠道:各平台联动整合信息资源传播健康知识

1. 重视网络新媒体的年轻力量,拓宽多元化报道渠道

网络新媒体的兴起为多元化报道渠道的拓宽提供了平台。通过社交媒体和

在线视频等形式,公共卫生医生和临床医生可以分享自己对健康和医学问题的独到见解。他们能够对年轻人关心的话题提供新颖的观点,并与公众进行互动与交流。这种多元化的报道渠道能够满足不同群体的需求,提升信息的传递效果与精准度。

2. 融合型媒体成为传播主力,搭建线上就医问诊平台

利用融合型媒体的优势,打破传统医疗服务的时空限制。患者可以通过平台随时随地进行在线问诊,无论是家中、办公室还是其他地方,都能够轻松获得医生的建议和指导。这有效解决了患者因距离远、时间紧等问题而无法及时就医的困扰。线上就医问诊平台提供了多样化的媒体形式,丰富了医患交流的方式。患者可以通过文字、语音、图片、视频等多种形式向医生描述病情,医生也能够通过不同的媒体形式向患者提供医疗解释和建议。此外,线上就医问诊平台还能够整合多方资源,提供更加全面的医疗服务。通过充分利用媒体优势,线上就医问诊平台能够打破时空限制,丰富医患交流形式,整合医疗资源,为患者提供更加便捷和高效的医疗服务,推动医疗行业向数字化、智能化方向发展。

(五)传播效果:信息传播速度快、范围广、效果佳

通过结合传统媒体和新媒体,健康信息能够在更广泛的人群中得到传播,扩大了信息的传播范围,确保更多人接收到及时的健康资讯。传统媒体的权威性和可信度使得健康信息更容易被大众接受和信任。而新媒体平台的互动性和即时性则能够更好地满足受众的需求,增强信息的吸引力和影响力。通过结合传统媒体和新媒体,健康信息能够以更加全面、多样化的方式传播,提升了信息的传播效果,帮助公众更好地理解和应对突发公共卫生事件。

> **案例**　　　　　　　　　　**山东省疫苗事件**
>
> 　　山东疫苗事件是一起 2015 年 4 月 28 日案发的案件,济南市警方当时向全国 20 个地级市发出协查函,并于 2016 年 2 月 2 日向社会通报了案情。案发后,即被公安部、食药监总局列为督办案件,并入选 2015 年度公安部打击食品药品犯罪十大典型案例。
>
> 　　在长达 5 年多时间,庞某卫母女从陕西、重庆、吉林等 10 余个省市 70 余名医药公司业务员或疫苗贩子手中,低价购入流感、乙肝、狂犬病等 25 种人用疫苗(部分临期疫苗),然后加价售往湖北、安徽、广东、河南、四川等 24 个省份的 247 名人员手中。

山东"问题疫苗"事件传播脉络：

2016年2月23日，新华社发布《济南破获涉案价值达5.7亿元的非法经营人用疫苗案》。

2016年3月18日，澎湃发布《数亿元疫苗未冷藏流入18省份：或影响人命，山东广发协查函》。央视、新华社和各大门户跟进。

2016年3月19日，《广州日报》《杭州日报》《北京青年报》《新京报》等媒体纷纷进行报道，"监管失守"成为关键词。

2016年3月20日凌晨，原国家食品药品监督管理总局连发两则通知，要求彻查涉案产品的来源去向，严惩违法犯罪行为，要求地方各级食品药品监管部门成立专案组，尽快核实涉案嫌疑人身份，及时查明疫苗非法购销情况。

同时，微信朋友圈里不少人都在疯转《疫苗之殇》，致使该文章刷屏。出问题的是二类疫苗，而非儿童接种的一类疫苗；且非法疫苗并不是有毒疫苗，两者间并不能混为一谈。而《疫苗之殇》这篇文章，却将以上的观点混淆，并且用极具煽情化的形式传播了大众，带来了不良的医学猜忌和不必要的社会恐慌。

2016年3月21日，众明星开始关注此次疫苗事件，纷纷为该事件发声，也同时在转发着《疫苗之殇》的这样文章，掀起了第三波舆情。

2016年3月22日，世界卫生组织就山东省问题疫苗事件作出声明：涉事疫苗虽然在储存和运输条件未达到标准，但不会对接种疫苗的患者产生不良影响。随后，最高人民检察院表态，将涉案价值达5.7亿元的非法经营疫苗系列案件作为挂牌督办案件，并专门下发通知，要求各级检察机关侦查监督部门切实做好这一系列案件的处理工作。

2016年3月22日23时许，李克强对非法经营疫苗系列案件做出重要批示。2016年3月24日17:00，公安部、国家卫生计生委、原国家食品药品监督管理总局三部委联合召开新闻发布会，通报非法经营疫苗案调查处置进展情况。

受非法经营疫苗案影响，一篇名为《带孩子去香港打疫苗全攻略》的文章在内地社交平台流传，建议内地家长带孩子到香港接种疫苗，这令香港市民担心出现"疫苗荒"。2016年3月24日，中华人民共和国香港特别行政区政府卫生署署长陈汉仪对此回应说，香港市民毋须担心。

2016年3月25日晚，世界卫生组织建议，若接种了过期疫苗或不当储存疫苗，应当重新接种。2016年3月26日，原国家食品药品监督管理总局针对社会关心的疫苗安全问题发布科普知识，并予以回应。

2016 年 3 月 28 日，世卫组织再次就此事发声称，自费疫苗的分发应严格遵守与国家免疫规划疫苗同样的严格标准，应杜绝引起此类事件再次发生，建议国家免疫规划能涵盖这些疫苗。

思考

1. 谈谈突发公共卫生事件的健康传播的特点？
2. 新媒体对健康传播的作用有哪些？

问题疫苗报道反思

1. 公众、政府部门和媒体之间的信息不对等，致使三者之间的信任鸿沟越来越大。
2. 部分媒体标题及评论的导向明显，"杀人疫苗""毒疫苗"等出现在标题中。
3. 自媒体在问题疫苗舆情传播中发挥越来越突出的作用，"疫苗没疯，朋友圈疯了"。
4. 舆情爆发初期权威机构的失语与网络信息的轰炸，让此次疫苗事件变得复杂。
5. 监管部门应该多跟媒体沟通，通过举办培训班的方式进行交流。
6. 必须重视媒介素养的培养提升。"疫苗不良反应"与"不良疫苗反应"等许多概念出现混淆，误导视听。

第十章

农村卫生服务

第一节 农村卫生服务发展

一、农村卫生服务政策发展

（一）国家政策

进入 21 世纪，农村资金投入不足、基础设施落后、卫生人才匮乏、卫生工作持续薄弱，以及城乡医疗卫生公平性差等问题，都成为影响我国国民经济持续健康发展和全面建成小康社会的障碍性因素。《中共中央、国务院关于进一步加强农村卫生工作的决定》①《关于建立新型农村合作医疗制度的意见》②《中共中央、国务院关于推进社会主义新农村建设的若干意见》③明确提出要积极推进新型农村合作医疗制度试点工作，选择 2—3 个县、市先行试点，到 2010 年实现在全国建立基本覆盖农村居民的新型农村合作医疗制度的目标。

中共中央办公厅先后出台了《关于深化医药卫生体制改革的意见》④《关于建立健全基层医疗卫生机构补偿机制的意见》⑤《关于进一步加强乡村医生队伍

---

① 中共中央办公厅. 中共中央、国务院关于进一步加强农村卫生工作的决定(中发〔2002〕13 号)[Z].
　2002.
② 卫生部,财政部,农业部. 关于建立新型农村合作医疗制度的意见(国办发〔2003〕3 号)[Z]. 2003.
③ 中共中央,国务院. 中共中央、国务院关于推进社会主义新农村建设的若干意见(2006 年中央一号文
　件)[Z]. 2005.
④ 中共中央办公厅. 关于深化医药卫生体制改革的意见(中发〔2009〕6 号)[Z]. 2009.
⑤ 国务院办公厅. 关于建立健全基层医疗卫生机构补偿机制的意见(国办发〔2010〕62 号)[Z]. 2010.

建设的指导意见》①《关于整合城乡居民基本医疗保险制度的意见》《关于推进医疗联合体建设和发展的指导意见》②等，明确建立健全覆盖城乡居民的基本医疗保障体系，推进基层医疗卫生机构综合改革，探索形成以县级医院为龙头、以乡镇卫生院为枢纽和以村卫生室为基础的三级联动的县域医疗服务体系，建立健全稳定长效的多渠道补偿机制，完善乡村医生补偿和养老政策渠道，加大对乡村医生的补助力度。

2018年4月，《关于促进"互联网＋医疗健康"发展的意见》③提出："推进远程医疗服务，覆盖所有县级医院，并向社区卫生服务机构、乡镇卫生院和村卫生室延伸。"

2019年9月，《关于服务乡村振兴促进家庭健康行动的实施意见》④提出："要把更多服务资源向基层倾斜，助推健康治理的重心落到基层。鼓励各地对计生协骨干的卫生健康知识和技能培训，培训合格后择优纳入家庭医生签约服务团队，从事基本公共卫生服务等工作。"

（二）上海市政策

上海市在筑牢基层卫生网底建设、提高农村卫生服务能力方面出台了系列政策文件，如《关于本市乡村医生基本公共卫生服务劳务补助的实施意见》⑤《关于进一步加强本市乡村社区医生队伍建设的指导意见》⑥《关于进一步加强本市乡村医生队伍建设的实施意见》⑦等，从郊区实际出发，明确乡村医生的职责，落实乡村社区医生收入增长，完善在职老乡医多渠道补偿政策，继续开展新乡医订单定向培养，规范开展乡村医生岗位培训，鼓励引导各类较高素质的医疗卫生人才到村卫生室执业，加强乡村医生队伍建设。

2019年3月26日，上海市卫生健康委员会发布《关于印发〈2019年上海市

① 国务院办公厅. 关于进一步加强乡村医生队伍建设的指导意见(国办发〔2011〕31号)[Z]. 2011.
② 国务院办公厅. 关于推进医疗联合体建设和发展的指导意见(国办发〔2017〕32号)[Z]. 2017.
③ 国务院办公厅. 关于促进"互联网＋医疗健康"发展的意见(国办发〔2018〕26号)[Z]. 2018.
④ 国家卫生健康委员会等. 关于服务乡村振兴促进家庭健康行动的实施意见(国卫人口发〔2019〕53号) [Z]. 2019.
⑤ 上海市卫生局. 关于本市乡村医生基本公共卫生服务劳务补助的实施意见(沪卫基层〔2010〕13号) [Z]. 2010.
⑥ 上海市卫生局. 关于进一步加强本市乡村社区医生队伍建设的指导意见(沪卫基层〔2013〕003号) [Z]. 2013.
⑦ 上海市卫生和计划生育委员会等. 关于进一步加强本市乡村医生队伍建设的实施意见(沪卫计基层 〔2016〕017号)[Z]. 2016.

基层卫生工作要点〉①的通知》，其中提出，根据国家乡村振兴战略规划，"按照乡村振兴战略统一部署，继续开展岗位培训，持续提升乡村医生业务能力。各涉农区发挥乡村医生本乡本土优势，纳入家庭医生团队，开展健康管理服务"。

二、农村卫生事业取得的成就

（一）农村医疗卫生服务能力显著提高

截至 2021 年年底，全国共有县级（含县级市）医院 17 294 所，乡镇卫生院 3.5 万个，乡镇卫生院床位数总计达 141.7 万张②；截至 2021 年，乡镇卫生院全年诊疗人次数达 11.6 亿人次，村卫生室 59.9 万个；2021 年年底，全国 49.0 万个行政村共设 59.9 万个村卫生室，村卫生室诊疗量达 13.4 亿人次。每万人拥有农村卫生技术人员数为 62 人，每万人拥有农村执业（助理）医师数为 24 人，相比于 2013 年，增长近两倍；每万人拥有农村注册护士数为 26 人③，超过 2005 年的 4 倍。

（二）政府支持力度持续加大

我国政府卫生支出从 2003 年以后呈现出明显快速增长的趋势，2003 年政府卫生支出为 1 116.94 亿元，截至 2021 年，政府卫生支出为 20 676.06 亿元，年均增幅达 18.72%；其占卫生总费用的比例稳定在 30% 左右。新农合的人均财政补助标准从 2004 年约 28 元上升至 2023 年的 640 元，增长了约 22 倍，财政补助占人均筹资总额的比例从 55% 上升至 62.7%，农村基本公共卫生服务补助资金从 2009 年的 104 亿元上升至 2023 年的 725.085 亿元，人均基本公共卫生服务经费补助标准从 15 元提高至 89 元。

三、农村卫生服务存在的问题

（一）城乡间居民健康水平差距大

2021 年，我国城市地区的婴儿死亡率为 3.20‰，而农村地区的婴儿死亡率

---

① 上海市卫生健康委员会. 2019 年上海市基层卫生工作要点(沪卫计基层〔2019〕004 号)[Z]. 2019.
② 数据来源于《2021 年我国卫生健康事业发展统计公报》。
③ 数据来源于《中国统计年鉴》(2022)。

为 5.80‰,是我国城市地区婴儿死亡率的 1.8 倍;城市地区 5 岁以下儿童死亡率为 4.10‰,农村地区 5 岁以下儿童死亡率为 8.5‰,农村地区是城市地区的 2 倍以上;城市地区孕产妇死亡率为 15.4/10 万,农村地区孕产妇死亡率为 16.5/10 万,农村地区的孕产妇死亡率比城市地区高约 7%。2014 年,城市地区孕产妇死亡率为 20.5/10 万,农村地区孕产妇死亡率为 22.2/10 万,与 2014 年的数据相比,城市地区的孕产妇死亡率下降约 32%,而农村地区的孕产妇死亡率下降 34% 左右,城乡间居民健康水平的差异虽然有所缩小,但依旧存在一定差距。[①]

（二）农村卫生从业人员构成不合理

作为农村卫生服务体系主体的乡镇卫生院和村卫生室,医务工作者的学历及职称构成比例较低。截止到 2018 年,同属基层医疗卫生机构的社区卫生服务中心的卫生技术人员中,研究生学历占总人数的 1.5%,本科学历的占比 32.3%;任职于乡镇卫生院的卫生技术人员中,研究生学历占比仅 0.1%,不足社区卫生服务中心的 1/10,本科学历占比为 14.9%,是社区卫生服务中心的一半左右;而村卫生室中具有本科及以上学历的卫生技术人员比例甚至只有 0.7%。此外,截止到 2019 年,上海乡村医生中学历在本科及以上的占比仅有 24%,尽管与全国乡村医生学历水平相比较高,但与本市社区卫生服务中心的 33.8% 的本科及以上学历占比还有较大的距离。

（三）城乡间医疗保健资源配置差距大

截至 2021 年,城市每万人医疗机构床位数为 74.7 张,农村地区为 60.1 张,占城市地区的 80% 左右;截至 2021 年,城市每万人口执业（助理）医师数为 37 人,农村每万人口执业（助理）医师数为 24 人,仅为城市地区的 64%;城市每万人口注册护士数为 46 人,农村每万人口注册护士数为 26 人,仅为城市地区的 1/2 左右,且差距有进一步拉大的趋势。卫生资源过度地向大城市集中、倾斜,这种状况直接影响了农村居民对卫生服务的可及性,加剧了城乡之间的资源配置的不公平性。

---

① 数据来源于《中国统计年鉴》(2022)。

第二节 上海市村卫生室及中医药服务

一、诊疗服务现状

2019 年全国共有 616 094 家村卫生室,其中可提供中医类服务的村卫生室有 408 588 家,占比为 66.32％。根据 2020 年上海市对村卫生室的抽样调查结果,上海市村卫生室中可提供中医类服务的村卫生室已经达到 85.06％,高于国家 2020 年 70％村卫生室具有中医药服务能力的要求。

此外,2019 年全国村卫生室开展的总诊疗人数为 167 207.04 万人次,其中中医类诊疗人数为 663.55 万人次,占比为 0.40％;上海市诊疗人数为 126.34 万人次,中医类诊疗人数为 9.45 万人次,占比为 7.79％,开展中医类诊疗的人次数占比是全国的 19 倍左右,从是否提供中医类服务以及中医类服务在日常诊疗中使用的频率等方面综合来看,上海市的中医服务开展情况较好(见表 10-1)。

表 10-1 上海市农村中医药服务现状

	机构	提供中医类服务的村卫生室	占比	P	诊疗人次(万人次)	中医类诊疗(万人次)	中医类诊疗开展比例	P
全国	616 094	408 588	66.32％	<0.001	167 207.04	663.55	0.40％	<0.001
上海	308	262	85.06％		126.34	9.45	7.79％	

二、人力资源情况

2019 年年底,全国村卫生室人员达 144.6 万人,其中乡村医生数为 79.2 万人,占比为 54.77％;上海市所调查的村卫生室中在岗的医师总数为 613 名,其中持乡村医生证执业的医师数为 171 名,占比为 27.9％。2019 年年底,全国村卫生室中执业(助理)医师数为 43.5 万人,全国的执业(助理)医师的比例为 30.08％[①];上

① 数据来源于《2019 年我国卫生健康事业发展统计公报》。

海市村卫生室人员达 1 691 人，其中执业（助理）医师 1 072 人，上海的执业（助理）医师的比例为 63.39%，是全国的 2.1 倍左右。此外上海市 613 名医师中有43 名中医类执业（助理）医师，占比约 7.01%，而全国 1 005 666 名医师中仅有33 698 名中医类执业（助理）医师，占比约为 3.35%，约为全国中医类执业（助理）医师比例的 2.1 倍。由此可见上海市村卫生室对于在岗医生的培养效果明显，有利于村卫生室卫生服务质量的提高[1]（见表 10-2）。

表 10-2　上海农村卫生服务人力资源情况

	乡医医生	执业（助理）医师	乡医医生比例	P	中医类执业（助理）医师	中医类执业（助理）医师比例	P
全国	792 074	213 592	78.76%	<0.001	33 698	3.35%	<0.001
上海	171	442	27.90%		43	7.01%	

第三节　乡村卫生服务一体化

一、药品采购管理

2001 年、2002 年我国相继出台了《关于农村卫生改革与发展指导意见的通知》[2]《关于农村卫生机构改革与管理的意见》[3]《关于进一步加强农村卫生工作的决定》[4]等，提出农村卫生机构要集中进行药品采购，村卫生室药品可由乡镇卫生院代为购买，以保障药品质量。

2002 年、2009 年、2010 年和 2013 年出台的《关于进一步加强农村卫生工作的决定》《关于深化医药卫生体制改革的意见》《关于推进乡村卫生服务一体化管理的意见》《关于巩固完善基本药物制度和基层运行新机制的意见》等文件中提出要建立国家基本药物制度，制定乡村医生基本用药目录，并根据各省的情况，

①　数据来源于《中国卫生健康统计年鉴》(2020)。

②　国务院办公厅.关于农村卫生改革与发展指导意见的通知[国办发〔2001〕39 号][Z].2001.

③　卫生部,财政部,人事部,等.关于农村卫生机构改革与管理的意见[卫基妇发〔2002〕315 号][Z].2002.

④　中共中央,国务院.关于进一步加强农村卫生工作的决定[中发〔2002〕13 号][Z].2002.

对非目录药品进行增补,规范农村医疗机构用药行为,保障群众基础用药。

此外,在《关于进一步加强农村卫生工作的决定》《关于深化医药卫生体制改革的意见》《关于推进乡村卫生服务一体化管理的意见》《关于巩固完善基本药物制度和基层运行新机制的意见》①《关于落实完善公立医院药品集中采购工作指导意见的通知》②《关于完善公立医院药品集中采购工作的指导意见》③等文件中提出,要实行公开招标采购制,建立基层药品配送中心,由中标企业统一配送。

二、业务管理

1999 年、2010 年以及 2017 年相继出台《关于推行乡(镇)村卫生组织一体化管理的几点意见》④《关于推进乡村卫生服务一体化管理的意见》《关于推进医疗联合体建设和发展的指导意见》⑤,明确提出要在县级卫生行政部门统一规划和组织实施下,实施乡村一体化管理,以乡镇为范围,对乡(镇)村两级的行政、业务、药械、财务和绩效考核等方面予以规范化管理,并在乡村一体化的基础上探索以县级医院为龙头、乡镇卫生院为枢纽、村卫生室为基础的县乡一体化管理,与乡村一体化管理有效衔接。充分发挥县级医院的城乡纽带作用和县域龙头作用,形成县乡村三级医疗卫生机构分工协作机制,构建三级联动的县域医疗服务体系以在农村地区更好地进行卫生资源的合理配置,达到资源的有效利用。

2001 年、2002 年、2009 年、2010 年和 2015 年相继出台《关于农村卫生改革与发展指导意见的通知》⑥《关于农村卫生机构改革与管理的意见》⑦《关于深化医药卫生体制改革的意见》《关于推进乡村卫生服务一体化管理的意见》《关于印

① 国务院办公厅.关于巩固完善基本药物制度和基层运行新机制的意见[国办发〔2013〕14 号][Z].2013.
② 国家卫生计生委.关于落实完善公立医院药品集中采购工作指导意见的通知[国卫药政发〔2015〕70 号][Z].2015.
③ 国务院办公厅.关于完善公立医院药品集中采购工作的指导意见[国办发〔2015〕7 号][Z].2015.
④ 卫生部.关于推行乡(镇)村卫生组织一体化管理的几点意见[卫基妇农卫发〔1999〕第 37 号][Z].1999.
⑤ 国务院办公厅.关于推进医疗联合体建设和发展的指导意见[国办发〔2017〕32 号][Z].2017.
⑥ 国务院办公厅.关于农村卫生改革与发展指导意见的通知[国办发〔2001〕39 号][Z].2001.
⑦ 卫生部,财政部,人事部,等.关于农村卫生机构改革与管理的意见[卫基妇发〔2002〕315 号][Z].2002.

发全国医疗卫生服务体系规划纲要(2015—2020 年)的通知》①,明确了县、乡、村三级医疗服务网络中各级医疗机构的职责范围:县级医院作为县域内的医疗卫生中心,主要负责基本医疗服务及危重急症病人的抢救工作,并承担对乡镇卫生院、村卫生室的业务技术指导和卫生人员的进修培训工作,并对乡镇卫生院进行业务技术和医德医风的考核;乡镇卫生院负责提供公共卫生服务和常见病、多发病的诊疗等综合服务,并承担对村卫生室的业务管理和技术指导以及相关考核工作;村卫生室承担行政村内人群的基本公共卫生服务和普通常见病、多发病的初级诊治以及康复等工作。

三、行政管理

2006 年、2009 年和 2017 年相继出台《农村卫生服务体系建设与发展规划》②《关于深化医药卫生体制改革的意见》《关于推进医疗联合体建设和发展的指导意见》等,其中提出了按照区域卫生规划进一步健全以县级医院为龙头、以乡镇卫生院和村卫生室为基础的农村医疗卫生服务网络,与乡村一体化相衔接,建立县域医疗共同体。

2002 年、2010 年、2013 年和 2019 年相继出台《关于农村卫生机构改革与管理的意见》《关于推进乡村卫生服务一体化管理的意见》《关于进一步完善乡村医生养老政策 提高乡村医生待遇的通知》③《关于印发解决贫困人口基本医疗有保障突出问题工作方案的通知》,提出鼓励县级医疗卫生机构联办或承办乡(镇)卫生院,乡(镇)卫生院联办或承办村卫生室,遵循"县聘、乡管、村用"的原则,将取得执业(助理)医师资格的乡村医生纳入乡镇卫生院编制,统一管理,建立乡村医生的进出机制,规范对乡村医生的管理,提高乡村医生待遇。

2009 年、2013 年、2015 年和 2016 年相继出台《关于深化医药卫生体制改革的意见》《关于开展乡村医生签约服务试点的指导意见》④《关于印发全国医疗卫生服务体系规划纲要(2015—2020 年)》《关于印发推进家庭医生签约服务指导

① 国务院办公厅. 关于印发全国医疗卫生服务体系规划纲要(2015—2020 年)的通知[国办发〔2015〕14号][Z]. 2015.
② 卫生部,国家中医药管理局,国家发展和改革委员会,等. 农村卫生服务体系建设与发展规划[Z]. 2006.
③ 国家卫生计生委. 关于进一步完善乡村医生养老政策、提高乡村医生待遇的通知[国卫基层发〔2013〕14 号][Z]. 2013.
④ 农村卫生管理司. 关于开展乡村医生签约服务试点的指导意见[卫办农卫发〔2013〕28 号][Z]. 2013.

意见的通知》①提出了逐步建立分级诊疗和双向转诊制度,在推行乡村一体化的地区先行进行家庭医生签约试点服务,由乡村医生作为签约服务的第一责任人,为居民提供基本医疗、基本公共卫生、重点人群跟踪以及规范转诊服务。

此外在《关于印发〈全国乡村医生教育规划(2011—2020 年)〉的通知》②中还提出,要建立并完善以省市级医疗卫生机构为指导、以县级医疗卫生机构为主体、以乡镇卫生院为基层实践基地的乡村医生培训网络。

四、财务管理

2009 年和 2019 年出台《关于深化医药卫生体制改革的意见》《关于印发解决贫困人口基本医疗有保障突出问题工作方案的通知》③,提出要探索建立城乡一体化的基本医疗保障管理制度,提高县域医疗卫生服务整体绩效,逐步用区域医保基金总额控制代替具体医疗机构总额控制。

2010 年、2013 年出台《关于推进乡村卫生服务一体化管理的意见》《关于开展乡村医生签约服务试点的指导意见》和《关于进一步完善乡村医生养老政策提高乡村医生待遇的通知》,提出要将在村卫生室执业的乡村医生的业务收入、社会保障和村卫生室的资产纳入乡镇卫生院统一管理。对乡村医生发放补偿,主要包括公共卫生服务补助、诊疗收入以及实施基本药物制度的财政专项补助。补助水平与签约数量、医疗服务和公共卫生服务提供量挂钩。补偿经费实行预拨制,每年年初县级卫生行政部门将 80% 的补偿经费直接发放给乡村医生,余额在乡镇卫生院进行绩效考核后发放(见表 10-3)。

表 10-3　农村卫生服务相关政策一览表

	政　策	内　　容
药品采购管理	《关于农村卫生改革与发展指导意见的通知》	支持、鼓励向农村发展药品连锁经营。促进农村卫生机构集中采购药品,也可通过乡村卫生服务管理一体化,由乡镇卫生院为乡村医生统一代购药品。

① 国家卫生计生委. 关于印发推进家庭医生签约服务指导意见的通知[国医改办发〔2016〕1 号][Z]. 2016.

② 国家卫生计生委,国家发展改革委,教育部,等. 关于印发《全国乡村医生教育规划(2011—2020 年)》的通知[国卫科教发〔2013〕26 号][Z]. 2013.

③ 国家卫生健康委,国家发展和改革委员会,国家中医药管理局,等. 关于印发解决贫困人口基本医疗有保障突出问题工作方案的通知[国卫扶贫发〔2019〕45 号][Z]. 2019.

	政策	内　容
药品采购管理	《关于农村卫生机构改革与管理的意见》	逐步推行农村卫生机构药品集中采购,也可由乡(镇)卫生院为村卫生室统一代购药品,保证药品质量。
	《关于进一步加强农村卫生工作的决定》	支持鼓励大型药品经营企业通过兼并和改造县(市、区)药品批发企业,建立基层药品配送中心,鼓励药品零售连锁经营向农村延伸,方便农民就近购药。逐步推行农村卫生机构药品集中采购,也可由乡(镇)卫生院为村级卫生机构统一代购药品。有条件的地区可试行药品集中招标采购。制定乡村医生基本用药目录,规范用药行为。
	《关于深化医药卫生体制改革的意见》	建立国家基本药物制度,实行公开招标采购,统一配送,减少中间环节,保障群众基本用药。城乡基层医疗卫生机构应全部配备、使用基本药物。
	《关于推进乡村卫生服务一体化管理的意见》	乡镇卫生院和村卫生室使用配备的国家基本药物和省内增补的非目录药品由省级人民政府指定的机构公开招标采购,并由中标企业统一配送。
	《关于巩固完善基本药物制度和基层运行新机制的意见》	定期调整国家基本药物目录。按照防治必需、安全有效、价格合理、使用方便、中西药并重的原则,结合实际使用情况遴选调整国家基本药物目录,保持合理数量,优化品种结构。在增补品种时,要充分考虑基层常见病、慢性病用药与当地公立医院用药的衔接问题。
	《关于落实完善公立医院药品集中采购工作指导意见的通知》	鼓励县乡村一体化配送,重点保障偏远、交通不便地区药品供应。
	《关于完善公立医院药品集中采购工作的指导意见》	各级卫生计生部门要加强组织协调,按照远近结合、城乡联动的原则,提高采购、配送集中度,统筹做好医院与基层医疗卫生机构的药品供应配送管理工作。鼓励各地结合实际探索县乡村一体化配送。发挥邮政等物流行业服务网络优势,支持其在符合规定的条件下参与药品配送。

（续表）

政策	内　容
业务管理 《关于农村卫生改革与发展指导意见的通知》	1. 强化乡镇卫生院对村卫生室的指导与监管作用,提高乡村卫生组织的综合服务能力。 2. 优化县(市)、乡、村卫生资源配置,调整农村卫生服务网络功能,改善服务质量,提高服务效率。鼓励县(市)、乡、村卫生机构开展纵向业务技术合作。
《关于农村卫生机构改革与管理的意见》	1. 一般卫生院负责对村级卫生机构的技术指导和对乡村医生的培训等。 2. 鼓励城市和县级卫生技术人员到乡(镇)和村、乡级卫生技术人员到村开展服务。 3. 加强乡(镇)卫生院对村卫生室的业务管理和指导,健全各种规章制度,规范村卫生室的服务行为,加强服务质量控制。
《关于进一步加强农村卫生工作的决定》	进一步完善乡村卫生服务管理一体化,鼓励县、乡、村卫生机构开展纵向业务合作,提高农村卫生服务网络整体功能。
《关于深化医药卫生体制改革的意见》	县级医院作为县域内的医疗卫生中心,主要负责基本医疗服务及危重急症病人的抢救,并承担对乡镇卫生院、村卫生室的业务技术指导和卫生人员的进修培训;乡镇卫生院负责提供公共卫生服务和常见病、多发病的诊疗等综合服务,并承担对村卫生室的业务管理和技术指导;村卫生室承担行政村的公共卫生服务及一般疾病的诊治等工作。
《关于推进乡村卫生服务一体化管理的意见》	1. 在乡村一体化管理中,乡镇卫生院受县级卫生行政部门的委托,负责履行本辖区内卫生管理职责,在向农民提供公共卫生服务和常见病、多发病的诊疗等综合服务的同时,承担对村卫生室的管理和指导职能;村卫生室承担行政村的公共卫生服务及一般疾病的初级诊治等工作。 2. 乡镇卫生院要制定村卫生室从业人员培训计划,通过业务讲座、临床带教和例会等多种方式加强对村卫生室的业务指导,切实提高村卫生室从业人员的业务技术水平。 3. 由县级卫生行政部门定期组织对乡镇卫生院的业务技术和医德医风等进行考核,考核结果记入个人业务档案。乡镇卫生院在县级卫生行政部门的统一组织下,做好对村卫生室的考核工作。

（续表）

政策	内　容
业务管理
《关于开展乡村医生签约服务试点的指导意见》	1. 乡村医生是签约服务的第一责任人，负责对签约农村居民提供服务。 2. 基本医疗服务，基本公共卫生服务，重点人群跟踪服务，规范转诊。
《关于印发全国医疗卫生服务体系规划纲要（2015—2020年）的通知》	乡镇卫生院和社区卫生服务中心承担辖区内的公共卫生管理工作，负责对村卫生室、社区卫生服务站的综合管理、技术指导和乡村医生的培训等。村卫生室、社区卫生服务站在乡镇卫生院和社区卫生服务中心的统一管理和指导下，承担行政村、居委会范围内人群的基本公共卫生服务和普通常见病、多发病的初级诊治、康复等工作。
行政管理
《关于农村卫生机构改革与管理的意见》	鼓励县级医疗卫生机构联办或承办乡（镇）卫生院，乡（镇）卫生院联办或承办村卫生室。
《农村卫生服务体系建设与发展规划》	以农民健康需求为导向，按照区域卫生规划和完善农村三级卫生服务网功能要求，优化配置农村卫生资源，提高资源利用效率。
《关于深化医药卫生体制改革的意见》	1. 大力发展农村医疗卫生服务体系。进一步健全以县级医院为龙头、乡镇卫生院和村卫生室为基础的农村医疗卫生服务网络。 2. 有条件的农村实行乡村一体化管理。完善城乡医疗救助制度，对困难人群参保及其难以负担的医疗费用提供补助，筑牢医疗保障底线。探索建立城乡一体化的基本医疗保障管理制度。 3. 健全基层医疗卫生服务体系。加快农村三级医疗卫生服务网络和城市社区卫生服务机构建设，逐步建立分级诊疗和双向转诊制度，为群众提供便捷、低成本的基本医疗卫生服务。
《关于推进乡村卫生服务一体化管理的意见》	1. 乡镇卫生院和村卫生室人员实行聘用制，建立能进能出的人力资源管理制度。 2. 鼓励有条件的地方，逐步实行村卫生室由政府或集体举办，乡村医生在暂不改变农民身份的前提下实行聘用制。
《关于开展乡村医生签约服务试点的指导意见》	在已开展乡村卫生服务一体化管理、实施基本药物制度的村卫生室先行开展乡村医生签约服务试点工作。

（续表）

	政策	内　容
行政管理	《关于印发〈全国乡村医生教育规划（2011—2020年）〉的通知》	依托医疗卫生机构建设项目，统筹考虑乡村医生培训需求，建立并完善以省市级医疗卫生机构为指导、县级医疗卫生机构为主体、乡镇卫生院为基层实践基地的乡村医生培训网络。
	《关于进一步完善乡村医生养老政策提高乡村医生待遇的通知》	1. 有条件的地方可结合乡村卫生服务一体化管理将取得执业（助理）医师资格的乡村医生纳入乡镇卫生院编制统一管理。同时，建立乡村医生到龄退出机制，原则上年满60周岁的乡村医生不再在村卫生室执业，如情况特殊可延长工作年限。 2. 乡村医生聘用应当遵循"县聘、乡管、村用"的原则。县级卫生计生行政部门负责本行政区域内乡村医生的聘用、注册和管理工作。按照《劳动合同法》相关规定，与乡村医生签订劳动合同，明确各自权利和义务。
	《关于印发全国医疗卫生服务体系规划纲要（2015—2020年）的通知》	1. 原则上按照每千服务人口不少于1名的标准配备乡村医生。每所村卫生室至少有1名乡村医生执业。 2. 推动全科医生、家庭医生责任制，逐步实现签约服务。鼓励有条件的地区通过合作、托管、重组等多种方式，促进医疗资源合理配置。探索县域一体化管理。推进乡镇卫生院和村卫生室一体化。
	《关于印发推进家庭医生签约服务指导意见的通知》	现阶段家庭医生主要包括基层医疗卫生机构注册全科医生（含助理全科医生和中医类别全科医生），以及具备能力的乡镇卫生院医师和乡村医生等。逐步实现每个家庭医生团队都有能够提供中医药服务的医师或乡村医生。
	《关于推进医疗联合体建设和发展的指导意见》	1. 在县域主要组建医疗共同体。重点探索以县级医院为龙头、乡镇卫生院为枢纽、村卫生室为基础的县乡一体化管理，与乡村一体化管理有效衔接。充分发挥县级医院的城乡纽带作用和县域龙头作用，形成县乡村三级医疗卫生机构分工协作机制，构建三级联动的县域医疗服务体系。 2. 跨区域组建专科联盟。 3. 在边远贫困地区发展远程医疗协作网。

（续表）

	政策	内　容
行政管理	《关于印发解决贫困人口基本医疗有保障突出问题工作方案的通知》	1. 鼓励实行"县聘县管乡用"和"乡聘村用"，为乡镇卫生院和村卫生室聘用合格的医务人员。建立健全压茬选派制度，通过从乡镇卫生院选派医师开展巡诊、派驻等方式，解决村卫生室缺乏合格医生的问题。探索开展省域内非贫困县县级医院对口支援贫困地区乡镇卫生院，定期选派医师到乡镇卫生院执业。 2. 有条件的地方，进一步开展紧密型县域医共体建设，推进医共体内行政管理、医疗业务、信息系统等统一运作，提高县域医疗卫生服务整体绩效，逐步用区域医保基金总额控制代替具体医疗机构总额控制。
财务管理	《关于推进乡村卫生服务一体化管理的意见》	在村卫生室执业的乡村医生的业务收入、社会保障和村卫生室的资产纳入乡镇卫生院统一管理。
	《关于开展乡村医生签约服务试点的指导意见》	乡村医生的补偿经费来源由公共卫生服务补助、诊疗收入和财政专项补助等部分组成。补偿标准一是安排40%左右的基本公共卫生服务经费用于乡村医生公共卫生服务补偿；二是要合理制定一般诊疗费标准和新农合支付标准与办法，新增的门诊统筹资金要有50%左右用于村卫生室；三是对实施基本药物制度的乡村医生，给予专项财政补助。乡村医生的补助水平与签约数量、医疗服务和公共卫生服务提供量挂钩。补偿经费实行预拨制，每年年初县级卫生行政部门将一定比例的补偿经费直接发放给乡村医生，余额经绩效考核后发放。
	《关于进一步完善乡村医生养老政策提高乡村医生待遇的通知》	1. 明确村卫生室和乡镇卫生院的基本公共卫生服务任务分工和资金分配比例，原则上将40%左右的基本公共卫生服务任务交由村卫生室承担，考核后将相应的服务经费拨付给村卫生室。合理制订村卫生室一般诊疗费标准，原则上为10元左右，并确定新农合支付标准和办法。对实施基本药物制度的村卫生室，采取定额补助的方式进行专项补助，财政补助总体水平与当地村干部的补助标准相衔接。 2. 乡村医生各项补助经费实行预拨制。各地应当采取先预拨、后结算的方式发放乡村医生补助，由县级财政部门直接将补助经费的80%以上按月拨付乡村医生，余额经考核后发放。要确保资金专款专用、及时足额拨付到位，不得挪用、截留。

案例 **上海市金山区村卫生室标准化建设**

2021年,上海金山区卫生健康委员会开启新一轮村卫生室标准化建设,补齐村卫生室基础设施修缮、医疗设备更新补充、医疗服务能力培训等标准化建设短板,推动农村医疗卫生网底服务能力的进一步提升。

此次标准化建设对标《上海市社区卫生服务机构功能与建设指导标准》,在制定统一标识标牌、就诊流程、无障碍设施等优化就诊环境的基础上,根据服务功能合理划分卫生室区域,配置全科门诊(含中医)、康复治疗室(含中医)等8个功能区域,能够为村民提供中医适宜技术。

截至2021年11月,枫泾镇卫星村卫生室、山阳镇华新村卫生室、廊下镇中民村卫生室等10家标准化建设的第一批新一轮村卫生室已顺利竣工。

以山阳镇华新村卫生室为例,该村常住人口有3 200余人,老年人居多,日常会有三四十人前来就诊配药。华新村卫生室建造于2002年,原先只有110平方米,设施相对老旧,功能空间布局也较为不合理。在这次的标准化改建中,该村卫生室面积达200平方米,并设有全科诊室、治疗室、中医室、宣教室、药房等多个功能服务室。

此外华新村卫生室还配置了远程心电图仪,在镇村一体化建设下,可以与上级医院进行远程会诊和联网传输,让居民在家门口得到心血管疾病诊治。并且还配有桌面全科诊断系统,配备眼底检查、耳鼻喉部检查、血压测量、体温测量功能的一体化诊查设备,便于家庭医生对签约居民慢性病进行诊治和健康管理。

思考

1. 在新一轮村卫生室标准化建设中,金山区村卫生室着重在哪些方面提高服务能力?

2. 在家庭医生制度的实施过程中,乡村医生如何更好地融入家庭医生团队?

第十一章

社区疫病中西医协同防控

第一节　中医疫病防控

一、萌芽阶段

我国古代劳动人民在长期与传染性疾病的斗争中,积累了丰富的经验。早在公元前771年的周代,我国人民已认识到气候失常可导致疾病流行。《礼记·月令篇》中有孟春"行秋令,则民大疫",季春"行夏令,则民多疾疫"的记载。《内经》是先秦时期医学的代表作,为传染病防治奠定了基础,深刻影响着后世对传染病的认识。该书系统地对传染病发病、诊疗、预防做出了理论阐述,并提供了丰富的防治经验。其中认为"热病、伤寒、疫、疠、瘟疫"等是传染病的起源。《内经·灵枢·百病始生篇》言:"风雨寒热,不得虚,邪不能独伤人。卒然逢疾风暴雨而不病者,盖无虚,故邪不能独伤人。此必因虚邪贼风,与其身形,两虚相得,乃客其形。"这里指出了正常的气候变化、风雨寒暑是不能使人生病的,而疾风暴雨虽非正常气候,但也不能使人单独生病,必定要人的形体虚,"虚邪"趁机侵犯,才会使人发病。《内经》确立了"天人相应""天人合一"的思想,认为人自身和外界因素共同决定了是否发病,即"正气存内,邪不可干""其中于虚邪也,因于天时,与其身形,参以虚实,大病乃成"。《素问·六元正纪大论》中有"地气迁,气乃大温,草乃早荣,民乃厉,温病乃作"。《内经》结合了季节气候的特点,首次论述了疫病的发生、发展规律。这些理论和概念奠定了中医对传染病认识的基础,《内经·素问·刺法论》中提到"五疫之至,皆相染易,无向大小,病状相似",说明了疫病传染性强,症状相似的特点。东汉杰出的唯物主义思想家王充(27

年一？）在《论衡·命义篇》中云："温气疫疠，千户灭门。"东汉末，我国"勤求古训，博采众方"的医学家张仲景（张机，约 150—219 年），在 196—204 年间，基于《内经》的理论基础总结了汉代以前和张仲景对多种急性传染病的证候变化和治疗方法的经验，写成《伤寒杂病论》，后来被整理成《伤寒论》及《金匮要略》两本书，成为当世医学巨著，对后代具有很大的影响。对于温病的发病，《伤寒论·伤寒例》指出"伏气"致病，"中而即病者，名曰伤寒；不即病者，寒毒藏于肌肤，至春变为温病，至夏变为暑病"，呼应了《内经》"冬伤于寒，春必病温"。

我国古代称传染病为"瘄""疫病""病疾""天行""时气""时行""温疫""温病""伤寒"等。晋代葛洪（字稚川，278—339 年）所著《肘后备急方》记载了各种急性传染病和诸多的防治疫病的方药，同时也记载了天花、狂犬病。《肘后备急方·治伤寒时气温病方》曰："伤寒、时行、瘟疫三名同一种耳。"隋代巢元方（610 年）所著《诸病源候论》汇集了隋代以前医家的论述，更加详细地论述了温病，并将温病、热病、时气、疫疠、伤寒等一一分列，各为一门。其书言："时行病者，是春时应暖而反寒，夏时应热而反冷，秋时应凉而反热，冬时应寒而反温，非其时而有其气，是以一岁之中，病无长少本相似者，此则时行之气也。"从上述记载中可以看出，古代对传染病早有认识，不过名称不同而已。除此之外，《诸病源候论》还记载了病候 1 720 论，并且对天花（蚕豆疮）和麻疹（时气发斑）的鉴别也加以论述，以及关于伤寒、麻风（癞病）等是因传染性病源引起的，都有明确的记载。《诸病源候论》还收录了"养生导引法"以预防瘟疫。

二、变革阶段

"药王"孙思邈（581 年—682 年）《备急千金要方·卷九·伤寒方（上）》言道："天地尚且如此，然在人安可无事？故人生天地之间，命有遭际，时有否泰，吉凶悔吝，苦乐安危，喜怒爱憎，存亡忧危，关心之虑，日有千条，谋身之道，时生万计，乃度一日，是故天无一岁不寒暑，人无一日不忧喜，故有天行温疫病者，即天地变化之气也。"他认为天气风雨寒暑、旱涝虫灾的种种变化，都离不开自然法道，人也无法避免，并且认为瘟疫也是天地间理应存在，不能缺少的。所以孙思邈主张"斯盖造化必然之理，不得无之，故圣人虽有补天之极之德，而不能废之，虽不能废之，而能以道御之。其次有贤人，善于摄生，能知搏节，与时推移，亦得保全。天地有斯瘴疠，还以天地所生之物以防备之，命曰知方，则病无所侵矣。"虽然如此，对疫病还是有办法预防和治疗的。预防的方法一方面包括善于摄生，饮食起居有所节制,顺应时节;另一方面,天地之间有这种瘴疠出现,必然可以以天地间所生之物来预防。

《伤寒论》是"辨证施治""理法方药"体系的专著,是张仲景总结出来的认识疾病的实践经验,并根据病情变化而制定了不同治法。张仲景结合了中医学《内经》以来的病因学说、脏腑学说以及四诊、八纲的辨证方法,阐述了外感疾病及杂病的辨证论治理论。当代医家认为《伤寒论》所论述的是广义的伤寒,也包括温病在内,便就有了《伤寒论》统治温病之说,但是广泛使用温热药物的伤寒方治疗温病,其效果可想而知是不理想的。所以当时庞安时提出,伤寒、热病与瘟疫是不同的,处方可使用大量清热泻火的石膏,同时意识到了疫气可以通过口鼻相互传染,但是由于体质和地域的差异,其发病特点也不同。

至金元时期,"金元四大家"刘完素(字守真,1120—1200年)是寒凉派的代表,他敢于创新立说,根据当时热性病的流行特点,提出火热致病的理论,主张多用寒凉药,打破外感热病初起用《伤寒论》辛温药的传统模式思维,提出了伤寒与温病不同的见解;在他的《素问玄机原病式》等著作中,还创立双解散,表里两解,提高了治疗效果,后世明清两代,续有专著。"金元四大家"李杲,为补土派的代表,他重视调补脾胃,也对大头天行等时病的治疗有着独到的见解。"金元四大家"滋阴派的朱震亨(字彦修,号丹溪,1281—1358年)在《金匮钩玄》中言:"温病属性,众人病一般者是也。又谓之天行时疫,有三法:宜补、宜降、宜散。"刘完素提出的寒凉清热治疗热病的学术观点对后世医家在治疗疫病有着非常重要的指导意义,而丹溪治疫之法对后世也有着非常大的启发作用。

三、形成阶段

1642年,明末吴有性(字又可,1582—1652年)著《温疫论》,这部著作是我国第一部疫病学专著,也是在世界医学史上对传染病做出了突出贡献的专著。吴又可认为瘟疫(即传染病)的病因"非风、非寒、非暑、非湿",而是一种"戾气",经过人的口鼻传入人体,触者皆病。并且他在该书"原病篇"又进一步指出了瘟疫与伤寒在病因、邪气入侵的途径、邪侵部位等方面的区别:"伤寒与中暑,感天地之常气,疫者感天地之疠气,在岁有多寡;在方隅有浓薄;在四时有盛衰。此气之来,无论老少强弱,触之者即病。邪自口鼻而入,则其所客,内不在脏腑,外不在经络,舍于伏脊之内,去表不远,附近于胃,乃表里之分界,是为半表半里,即《针经》所谓横连膜原是也。"温病学说是清代医学学术最大的成就,叶天士(名桂,号香岩，1667—1746 年）就是当时温病学说的代表人物，他在《温热论》这部著作中，除了辨别卫气营血外，特别对舌诊、验齿以及斑疹、白痦等均有着独到的见解，对温病的理论和治疗方面有突出贡献。吴鞠通（名瑭，1736—1820 年）于1799 年著《温病条辨》，对温病的发病原理和辨证施治加以补充和阐明，使温病学说更趋完善和系统。晚清王士雄（字孟英，1808—1868 年）著有《温热经纬》，这是根据《内经》等古典著作及叶天士等近代论著所写成的一部急性传染病学，还有他的《霍乱论》是治疗各种急性胃肠炎的专书。此外，晚清罗芝园著《鼠疫约编》、杨栗山著《伤寒温疫条辨》（书刻于 1784 年），刘松峰著《松峰说疫》，余霖著《疫诊一得》等，更丰富了对传染病的诊断与治疗方法。温病学说的形成，对我国传染病学的发展有着深远的影响。

民国时期，中国处于半封建半殖民地制度环境下，由于连年军阀混战，民生凋敝，故医药卫生事业发展缓慢。尤其是 20 世纪 30 年代，当时政府对中医采取歧视、限制政策，使中医学受到严重摧残，疫病学发展受阻，但由于中医有志之士的努力，疫病学专著也有所发行。民国时期，何廉臣对其祖父何秀山加按语的俞根初所著《通俗伤寒论》手稿详加校勘，"悉心重订，将原书缺者补之，讹者删之，更择古今历代名医之良方，而为余所历验不爽者，补入其间"，何氏强调该书"专为伏气温病而设"，且对伏气温病与新感温病的病机做出鉴别，还将伏气温病的病因，即"伏火"分为湿火与燥火两类，并分列"湿火之症治"与"燥火之症治"，使其辨治更为明晰。在治疗方面，何氏总结出"发表""攻里""和解""开透""清凉""温燥""消化""补益"八法，并在"验方妙用"中汇入自己实践经验。此外，何氏还重订《广瘟疫论》一书，使其更加完善，实用价值有所提高。何氏征集全国众家医案，汇编为《全国名医验案汇编》，其中多有温病医案，均由何氏加按语，对后世颇有启发。此外，何氏在 1912 年执笔完成《湿温时疫治疗法》一书，书中分病名之定义、病因之原理、病状之疗法、卫生及预防四章，对湿温时疫的诊治预防进行了详尽论述，参以西医学之见解，为治疗湿温病的实用之书。

民国时期张锡纯著有《医学衷中参西录》，该书虽非温病学专书，但涉及温病、疫病的内容及验案颇多，其论点亦有独到之处。张氏云："今者论温病之书甚伙，而郑卫红紫，适足乱真。愚本《内经》、仲景，见附以管见，知温病之大纲，当分为三端……一为春温……一为风温……一为湿温……至于疫病，乃天地之疠气，流行传染，与温病迥异"。其自拟治疗温病的方剂有凉解汤、寒解汤、和解汤、仙露汤、宣解汤等，治瘟疫·瘟疹用青盂汤。张氏所创诸方，充分体现了其治疗温病、瘟疫的学术思想及临床经验，其以石膏治疗温病独具专长。

民国时期吴锡璜在《中西温热串解》一书中融汇中西医学以阐释温病,吴氏论述内容涉及病因、病机、诊法、治法等诸多方面,书中还对叶天士、陈平伯、薛生白、余师愚等人的温病学文献以按语形式加以注解。吴氏在其按语中的学术见解,有颇多精辟之论,亦将吴氏本人的临床经验注入其中,对读者多有启发。

四、继承和发扬阶段

中华人民共和国成立后,国家重视并大力发展中医药事业,在这种有利条件下,温病学也得以发扬。

首先,整理和出版温病学文献,以及对人才的培养。中华人民共和国成立以来,国家大规模整理出版了如《瘟疫论》《温病条辨》《温热经纬》等许多温病学著作。这些书籍的出版发行,对温病学说进行了前所未有的传播。并且在1956年以后,全国相继建立了许多高等中医药学府,而温病学说作为一门课程在各院校开课,教材《温病学》综合温病学各家之长,构建完整的温病学理论知识体系,并与医学实践相结合,培养了大批的临床以及教学骨干,使温病学在临床中得到广泛应用。

其次,对温病学理论进行深入研究。一方面,对文献中存在的病名以及学术名词混乱、概念不一致等问题,进行了规范化和科学化的统一;另一方面,对卫气营血辨证、三焦辨证的理论以及两者之间的关系进行了深入探讨。此外还有对其他理论知识的大讨论,不仅发扬了传统理论,而且对其进行了升华。此外,以现代科研手段,对温病发展的各个阶段的病理变化、传变规律等进行了观察研究,揭示其本质。

最后,临床诊疗上的应用与研究也有了很大发展。为了发挥中医诊疗的优势,全国各地的综合性医院设立中医科,而且设立专门的热病门诊和病房,为温病的临床治疗和研究提供了保障。在临床实践中,不仅运用温病学理论挽救和治愈了无数患者,并且不断进行经验总结和科学研究,使温病学说理论进一步深化。几十年来,运用温病学说理论和方法治疗了各种急性传染病和感染性疾病,如流行性感冒、流行性腮腺炎、流行性乙型脑炎、流行性脑脊髓膜炎、麻疹、肺炎、麻疹合并肺炎、败血症、急性血吸虫病、流行性出血热、疟疾、钩端螺旋体病、泌尿系统感染等,都获得了良好的疗效。在临床实践中,运用现代药理学、免疫学、微生物学、药物化学、制剂学等现代学科的知识和方法,对温病学中常用的清热解毒、活血化瘀、开窍醒神、益气养阴、通里攻下等理论,进行了深层次的研究,并且开发新剂型,扩展了给药途径,提高了临床疗效。

总之,中华人民共和国成立后,经过广大中医、中西医结合工作者的努力研究,理论和临床实践,不仅更加完善了对中医防疫的认识,而且与时俱进,展现出光辉的前景。

第二节 协同理论与社会共治

一、协同理论

(一)概念和特点

协同学理论是由德国物理学家哈肯创立的。在自然界和社会领域有很多种类不同的系统,这些系统多种多样,有的有生命,有的没有生命。但是在哈肯看来,这些看上去千差万别的系统,却都有着某些共同的特性,那就是各种系统内部包含多个子系统,而且每个子系统又包含多个构成要素,并且这些系统大多都处于不断演化发展当中。那么是什么原因导致这些系统可以不断地发展变化呢?哈肯认为,就是系统内部各个子系统之间通过协同的方式促使系统向有序结构的方向发展,而且这种协同的行动中隐含着各要素之间及各子系统之间的非线性相互作用,这种非线性相互作用使得各要素及各子系统之间存在一种互为因果的相互关系。然而需要指出的是,系统内部产生这种协同关系并非意味着系统可以不与外界环境产生联系。事实上,系统要产生自组织有序发展的结构就必须处于开放状态之中,使得系统时刻保持与环境之间进行物质、能量以及信息的交流。但这种交流与外部环境不对系统产生特定干预,两者之间并不矛盾。哈肯还认为,这种系统内部的协同运行规律是对各种不同类型系统中子系统间相互关系的归纳。哈肯所构建的协同学理论是复杂性理论的一个分支,又被称为哈肯学派耗散结构理论、复杂自适应系统理论,都可以归入自组织理论(复杂性理论)的范畴。

(二)主要内容

1. 序参量

序参量是协同学理论中一个最为基础、最为重要的概念。序参量支配着系统的有序发展进程,对于系统的动态发展与演化而言,序参量将起到主心骨的作用。系统要从无序状态向有序结构发展,或者从原来的有序结构向更高级的有序结构演化,没有序参量的主导作用是不可能实现这一目标的。总之,序参量就是支配系统从无序向有序发展的参量。另外,明确序参量与子系统之间的关系是准确把握序参量含义的关键。序参量并不是指系统中的某一个子系统或某几个子系统的联合,它是各子系统之间通过非线性相互作用产生合作效应的表征,是一种宏观上的参量。序参量由各子系统通过既竞争又协作的相互作用关系而产生,产生之后又支配着各子系统的发展,使得整个系统最终朝着一个新的有序的结构迈进。需要特别指出的是,一个系统往往不只有一个序参量,还有多个序参量。这些序参量之间也会存在竞争关系,同时也存在合作关系。不同的系统内部序参量之间的这些相互关系的差异性就决定了系统各自的动态运行特征及其演化的差异性。但是,无论系统之间的差异如何,系统内部序参量之间的这种相互关系最终会联合起来主宰着系统朝着有序的结构发展。

2. 支配原理

所谓支配原理,一言以蔽之就是指系统演化过程中慢变量对快变量的支配,由慢变量支配着整个系统的不断演化。这里涉及"慢变量"和"快变量"两个新的概念。当系统在演化中靠近临界点时,有一种阻尼作用相当小的变量随时间变化的速度非常慢,而且它在靠近临界点时经历了一个缓慢增长的过程,这种变量我们称其为慢变量。另外一种变量是快变量,它所表现出来的特征和慢变量几乎相反。当系统在演化中靠近临界点时,这类阻尼作用相当大的变量随时间变化的速度非常快,而且它在靠近临界点时经历了一个迅速衰退的过程,我们称这类变量为快变量。需要指出的是,快变量和慢变量的显著区分是基于系统靠近临界点这一前提条件的,也就是说当系统远离这个临界点时,这两类变量就不能得到明显的区分。当从系统中区分出快变量和慢变量时,系统的演化由慢变量来支配,快变量服从于慢变量,这一过程就体现出支配原理的基本特征。

3. 自组织原理

自组织原理是协同理论中的一个重要原理。自组织是相对于他组织而言的,所谓他组织就是指在一个系统的运行过程中存在来自系统外部的指令,直接干预着系统的运作。而自组织就是指系统的运行完全依靠系统内部各构成子系统之间的相互作用,而没有系统之外的直接指令性干预。但是需要明确一点，自组织并不意味着系统不和外部产生联系。事实上，系统应当处于一种开放的状态，并且与系统外部的环境时刻保持着物质、能量和信息的交流。只有在这种开放状态下，系统才会通过各子系统间的非线性相互作用产生协同运作的效果，使系统走向有序发展的结构。在系统的自组织原理中，慢变量和快变量对自组织产生了重要的影响。慢变量在稳定系统向不稳定系统演化的过程中起到根本性作用；而快变量能使系统从不稳定态演化到新的稳定态。慢变量与快变量的相互作用最终使得系统向更加高级的、动态的、稳定有序的结构迈进。

4. 协同效应

无论是自然系统还是社会经济系统，其系统内部都会因为不同要素之间的协同作用而产生协同效应。那么，如何判断协同效应有没有产生呢？只要发现系统整体功能大于各单个子系统功能之和，就可以断定系统因协同作用而产生了协同效应。整体功能与单个子系统功能之和的差就是协同效应强度的定量度量，这个差额也被称为协同剩余，只要这种协同剩余是正数，就代表着系统产生了协同效应。协同效应的产生会促使系统从一种原本无序的状态发展到一种有序结构状态。如果系统原本就有序，那么协同效应会使系统向更高层次的有序结构发展。

二、社会共治理论

（一）社会共治的内涵

协同不等于共治。简·克伊曼（Jan Kooiman）最先在《作为治理的统治》一书中提出了社会共治范式，他虽然没有对"共治"给出一个正式的定义，但他认为共治是不同的群体在平等基础上的合作，它包括各种形式的联合、网络化模式以及公私伙伴关系，包含了互动式治理、共同管理、网络化治理、多元主体、协同、政域等。Bode Ingo（博德·因戈）和 Firbank Oscar（弗班克·奥斯卡）从目标行动路径对共治的概念进行了界定，认为共治是不同行动者基于共同目标，在平等、互惠互利的基础上，通过对话协商参与集体行动的过程。莱因哈德·斯图勒（Reinhard Steurer）认为除政府、企业和公民社会各自领域之外的治理都是共治领域。

社会共治是包括政府、市场和社会组织、公民和公民各种形式的自组织在内的各类主体，在一个讲法治和一定程度自治的相互融合、复杂开放的系统中，基于平等和自愿的价值理念,通过对话、竞争、妥协、合作、集体行动等机制解决公共问题或提供公共服务。社会共治不是合作治理,它强调彼此利益边界的打破与利益的重新整合,强调共有权力、共同利益、共同价值和共同治理;共治不是自上而下的指挥管理过程,它改变了进入者最初的动机和行为模式,通过对话和竞争寻找多元主体间的分歧,通过妥协与合作达成共识,并采取集体行动;共治的结果无法瓜分,它为所有主体共同拥有且与所有主体的利益相关,辐射所有的主体。而合作治理强调主体间的合作关系、保留各自的利益并存在角色的主动与被动之分。

（二）社会共治的基本特征

1. 明确的公共议题和共同目标

要使社会共治成为一个真正能用于实践分析的概念工具,必须避免在空泛的理念意义上进行探讨。与对国家与社会关系形态或某种体制结构的描述不同,社会共治应是针对某个具体议题来使用的概念工具,如环境监管的社会共治、社区纠纷协调的社会共治等。社会共治是过程而不是结构,是基于某项公共事务或共同目标的对于主体、规则、程序的安排。不同的公共议题可能适合不同的社会共治模式,问题应对型的议题（如环境污染治理）和发展导向型的议题（如社区文化氛围建构）在所适用的社会共治模式上可能有所区别,不同公共物品属性的议题也可能面临不同的共治模式选择。

2. 多元主体共同参与

与社会自治或政府的科层式治理不同,社会共治强调包括政府在内的多元主体共同治理。其中政府主体包括不同层级、不同区域的政府,社会主体则既包括不同领域、不同层次的社会组织,也包括媒体、各类群团组织,以及市场中的企业、中介组织、消费者组织,还包括作为个体的志愿者、公民等。多元主体针对公共议题,基于共同的目标进行合作,形成各种形式的联合、伙伴关系、网络或合作机构。在社会共治体系中,没有一个全能的支配者,参与共治的各方应享有对等的主体地位,发挥各自所长,共同实现治理目标。不过对社会共治也应进行开放性理解,不排除社会主体之间的实质性地位差别,不排除一些主体在共治体系中承担主要责任,发挥主导性作用。

3. 多元的互动过程与规则

社会共治的实现机制与政府一元主体自上而下,主要依靠法律、命令和强制力量的实现机制不同,它是包含主体之间竞争、博弈、对话、协商、妥协、合作等一系列多元的互动机制,最终达成集体行动和实现共同目标。同时,互动过程的规则也是多元的,既包括正式规则,也包含非正式规则。尤其在社会主体之间,非正式规则体现出相当的灵活性,一些传统的权威、习俗、社会资本等资源替代了冷冰冰的正式规则,会极大地降低集体行动的协调成本。社会共治中主体的多元化也预示着相对复杂的互动机制,这些复杂的机制又充分发挥了社会化的规则资源的作用。

4. 可辨识的、互动的共治平台

与单一主体程式化、线性的政策执行不同,社会共治需要多元主体共同参与的平台,这个平台可能是实体的联席会议、议事机构、公共论坛等,也可能是相对虚拟的举报热线、网络论坛等。共治平台是主体间互动、协商、博弈的空间或公共场域,它在具有公共性的同时也界定了参与主体的边界、参与者的责任与权利以及参与的规则。社会共治的平台应是一个制度化的公共区域,所以更可辨识。

5. 多元的动力基础或共治介质

动力基础考察的是社会各主体何以聚集在一起产生集体行动,即在社会共治各主体间发挥作用的介质。如果说科层治理下集体行动的动力基础是权力的发挥,市场导向下集体行动的动力基础是利益驱使的理性选择,那么社会共治中的动力基础则可能还包括利益相关者的权利、公益或利他的责任、功能上的资源整合或专业性、信任、契约等。基于信任、互惠的合作增加了社会的温情;基于利他、责任感、道德感的集体行动彰显了社会在精神层面的力量。社会共治虽不排除权力的流动与利益的交换,却强调充分还原和发挥人类社会生活中更为真实、复杂、多元化的合作动力与行动介质作用。

三、社区疫病协同共治的模式路径

(一)构建多方协同治理理念

1. 坚持政府领导,坚持基层党组织的领导核心作用

在突发事件来临时,社区治理中离不开社区党组织的领导,基层党组织要在社区内部提供良好的环境,培育和孕育社会组织、社区自治组织,发展社区志愿者队伍等。在基层党组织的引导下将疫病防治工作安排得井然有序,引导社区物业、社区志愿者,以及社区委员会等多方共同出力,在突发事件中发挥自身的作用,协调多方主体的关系,保证社区和谐平稳。

2. 明确社区委员会的职责

社区居委会实际上是社区治理中的重要介质,作为基层群众自治组织,居民所需要的公共服务主要是政府通过社区居委会来实现。除此之外,社区居委会也是表达意见的重要窗口,居民可通过居委会表达自身的需求。

3. 引导社区居民积极参与志愿服务活动

社区居民是社区治理的出发点和落脚点,志愿者应协同社区工作人员做好居民的服务工作。

（二）多方协同共治主体挖掘

社区多方协同共治的本质是挖掘社区自我服务、自我管理自我监督的治理能力,同时培育和孵化社区自治组织,充分保障社区居民参与社区治理的权利,协调多方主体共同进行社区治理。社区的治理机制是多方共同发挥作用,参与的主体主要有政府、企业、社区自治组织以及社区居民,不同主体发挥各自不同的优势,为社区疫病防治贡献智慧。

（三）增强社区居民的归属感

强化社区居民的主人公意识,组织居民共同学习社区相关历史和社区文化,使

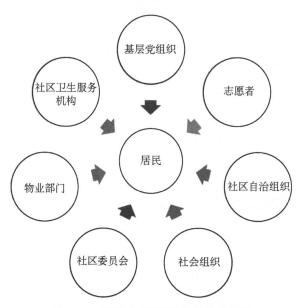

图 11-1　社区疫病协同共治的模式路径

社区居民感受到自己是社区的一员,自己与社区是一个整体。不断强化居民的主体意识,满足社区居民需求,关心和关注居民身体健康状况,从而营造良好的氛围;同时构建一个合作互助、自觉遵守的社区网络,社区网络空间关系到社区多方主体之间相互协调和多方主体之间的信息互通,影响社区的工作进度,进而影响社区的多方治理效果。因此,首先,积极优化社区内部环境,引导居民实现自助;其次,满足社区居民的各方面需求,营造关爱关怀的社区氛围;最后,增强社区居民参与社区自治的兴趣和决心,鼓励居民参与社区治理,从而形成支持社区居民互动网络的良好氛围。

第三节　中西医协同的社区疫病防控

一、中西医协同的概念

中西医协同涉及中医和西医两个方面,借用药理学和军事学上的"协同"概念,可以将中西医协同定义为:研究中、西两种疗法在临床联合应用中的组合原则、规律和方法,通过科学的搭配,发挥两种疗法的协同作用,从而获得最佳治疗效果,并最大限度地节约医疗成本,减少不良反应的医学方法。

中西医协同的实质是提倡科学合理、协调统一的中西疗法联用,反对主观盲目、杂乱无序地"混合使用"中西疗法的不合理现象,力求在临床治疗上真正做到中西医的有机结合。

中西医协同不限于中西医在治疗上的协同,还包括理论、诊断、基础研究等诸方面的协同。比如,病证结合诊断模式就是中西医在诊断方面实现协同的一个成功例证。

二、孕育中西医协同的客观现实

(一)患者方面

随着生活水平的提高、社会医疗服务的发展,尤其在我国大中城市,许多患者在接受中医治疗的同时,也在接受西医治疗,反之亦然。这在肿瘤、心血管疾病和各种疑难病的患者当中更为普遍。同时服用中药、西药两种药物,或者先后采用中、西两种疗法的患者数目相当庞大。人们普遍认为，中西疗法联合应用的效果会更好。

（二）医师方面

在我国，西医医师在不少于1年系统学习中医药专业知识并考核合格后，可遵照中医临床基本的辨证施治原则，开具一定中药处方。在安全、有效、经济的原则下，中医师也可根据临床需要和相关规定，在一定许可范围内开具西药。一位医师同时给患者开出中药和西药两种处方的情况相当普遍。

（三）医学研究方面

医学期刊上经常刊登用中药加西药的方法治疗疾病的临床研究报告，基本上都得出了中西疗法联用的效果大于单纯使用中药或单纯使用西药的效果的结论。这些结论引导着医师和患者更倾向于采用中西疗法联用的方式治病。

（四）临床中西疗法联用中存在的突出问题

中西疗法联用的现象在我国非常普遍，这本是中国医学的特色和优势。然而，目前一个不容忽视的问题是，混乱无序的中西疗法联用现象普遍存在，而指导中西疗法联用的基本原则和相关理论近乎缺失，这就造成广大临床医务工作者无章可循、无法可依，全凭个人经验来摸索，从而出现了临床需求与理论指导之间严重脱节的情况，更有甚者，一些不良人员打着"中西医结合"的幌子，开出所谓"中西医结合"的"大处方"，坑害患者，捞取钱财，罔顾中西疗法联用的实际效果。

如果盲目认为中西药物联用的效果必定最好，一定是 $1+1>2$，这种观点缺乏科学依据，甚至会带来很大的危害。中西药物联用的效果判定，必须依赖大量临床实践和循证医学提供的客观数据加以验证和支持，不能先验判定。在这个问题上必须坚持科学的精神和实事求是的态度。

临床疗效是中西医结合的重心所在，然而，恰恰是在这个最能够反映中西医结合实用价值的地方，却非常缺乏中西医结合的理论指导，甚至出现了临床理论危机，这不能不说是中西医结合研究的薄弱环节。

三、社区疫病防治的中西医协同模式

（一）主体协同

街道办、居委会、物业部门、社区自治组织、社区警务、志愿者、学校、教育部门等应与社区卫生服务机构充分协作，在疫病防治主体方面构成协同网络。社区卫生服务机构要做好疫病风险预警和核查工作，在疫病发生时迅速响应，对其他基层防疫组织、学校等人员密集公共场所的卫生人员展开积极培训；基层组织和志愿者应协助做好社区管控，确保防疫物资储备供应充足，及时发布社区疫病相关信息。学校、教育部门等平时要重视中医药教育工作，对社区相关活动的开展给予大力支持。

（二）过程协同

社区卫生服务机构应增加对中药及中成药、中医诊疗技术的应用，鼓励中医药卫生人员参与多病种诊疗护理。应重视中医药健康教育工作，进一步扩大覆盖范围，尤其要与学校、邻近公司单位联起手来，提高居民中医药健康素养，促使形成健康行为。同时，社区卫生服务机构要做好高血压、糖尿病、脑卒中、慢阻肺等常见慢性病的筛查评估工作，提供优质的中医药健康管理服务。

（三）要素协同

社区卫生服务机构要加大中医药相关资源投入，积极推广中医诊疗技术，充分利用中医综合服务区，尝试建立中医专家工作室。中西医药卫生人员应保持在适宜的比例，可开展"西学中"活动，推动区域医联体建设，为中医药树立品牌形象。

（四）机制协同

要建立自上而下与自下而上相结合的防疫协同沟通机制，积极获取社会力量的支援，善于利用数字技术。开展中医药相关政策的普及教育活动，更好地促进社区中西医协同防疫实践（见图 11-2）。

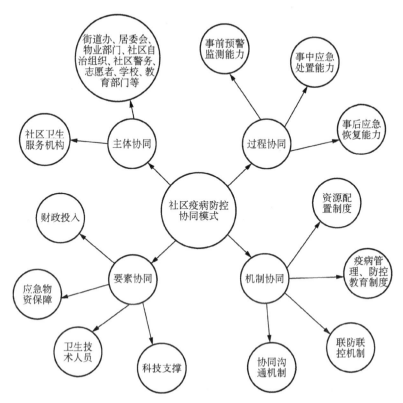

图 11-2 社区疫病防控的中西医协同模式

📝 **案例** **疫情期间体医融合对社区居民的健康促进影响**

——以 L 市 H 社区为例

疫情暴发以来,L 市所处的 G 省相对其他地区整体疫情不算特别严重。有研究者探讨了疫情期间体医融合对 L 市 H 社区居民健康状况的影响,其主要运作模式如下:

1. 辅助患者治疗

L 市中医医院医疗保障与其他科室通力配合,共同成立了中医救治的专家组,并且针对 L 市疫情发病特点、本地的气候情况及疫情病人平时的体质状况等,在通力协作下,H 社区所属的辖区受到感染的疫病患者得到了全面良好的治愈。

在与其他科室的配合攻坚工作中,L 市中医医院医疗保障科发挥了辅助治疗的重要作用,L市中医医院医疗保障科针对病患展开了积极的康复治疗,为辅助患者康复发挥了重要作用。

2. 宣传中医药科普防疫知识

L市中医院的医疗保障科结合自身中医理论的特性对市民进行了相关传染病知识的科普。传统中医理论认为,疫情治疗可以通过中药、针灸、按摩、艾灸、火罐等方式结合进行,这些治疗在传统中医理论中具有排出"邪气"的相关功效。结合现代医学理论,L市中医院医疗保障科对此进行了改良后总结出了一系列相关传染病方法和小知识,并通过中医院微信公众号平台进行了推广传播,其中抗疫方法如中药烟熏法、防疫香囊等,其他相关小知识包括疫情期间如何饮食、运动、调理心情等。这些宣传和科普对于L市H社区的居民而言,不仅是给了他们切实有效的预防方案,也是给社区居民们吃了一颗定心丸,使他们远离谣言,科学防疫。

3. 重视科学锻炼的作用

L市的运动损伤康复医疗中心和中医院的医疗保障科结合国家有关医疗机构给出的防治方案,给L市市民录制了相应的健身操、太极拳等科学锻炼的视频。由于疫情期间居民多为居家隔离,因此诸如跑步、跳绳、游泳等锻炼方式受到了很大的限制。康复中心和医疗保障科考虑到类似困难,转而从室内运动入手,特别是中医院的医疗保障科,引入了华佗五禽戏的传统医学保健理疗,有针对性地为居民录制了有关科学健身的教学视频,进一步推广了科学锻炼的方式方法。

💡 思考

1. 试评价H社区体医融合模式的特点。

2. 你认为中医药能在社区疫病防控中的哪些方面发挥作用?

参 考 文 献

一、论著

［1］尤利群. 管理学［M］. 杭州：浙江大学出版社，2019.

［2］邢文华. 社区卫生服务实践指导［M］. 上海：上海交通大学出版社，2017.

［3］任晓晖. 社区卫生服务管理［M］. 成都：四川大学出版社，2020.

［4］邹宇华. 社区卫生服务组织文化［M］. 北京：人民卫生出版社，2012.

［5］闫东方. 社区卫生服务中心文化建设［M］. 南京：东南大学出版社，2009.

［6］崔树起，杨文秀. 社区卫生服务管理［M］. 北京：人民卫生出版社，2011.

［7］国家卫生计生委家庭司. 中国家庭发展报告（2015 年）［M］. 北京：中国人口出版社，2015.

［8］朱武. 社区中医药［M］. 北京：中国中医药出版社，2012.

［9］李灿东. 中医健康管理学［M］. 北京：中国中医药出版社，2019.

［10］陈以国. 社区中医适宜技术［M］. 北京：中国中医药出版社，2008.

［11］吴耀持等. 上海市基层中医药适宜技术操作指南［M］. 上海：上海科学技术出版社，2015.

［12］郭姣. 健康管理学［M］. 北京：人民卫生出版社，2017.

［13］朱嵘. 亚健康管理［M］. 北京：中国中医药出版社，2010.

［14］孙涛. 亚健康学基础［M］. 北京：中国中医药出版社，2009.

［15］李灿东. 中医健康管理学［M］. 北京：中国中医药出版社，2019.

［16］马烈光等. 中医养生学［M］. 北京：中国中医药出版社，2016.

［17］郭姣. 健康管理学［M］. 北京：人民卫生出版社，2017.

［18］刘国莲. 社区常见慢性病预防与管理指南［M］. 银川：宁夏人民出版社，2015.

［19］张广清，黄燕，陈佩仪. 十三五创新教材慢病管理理论与实践［M］. 北京：中国中医药出版社，2016.

［20］梁玉民等. 社区常见慢性病预防与控制［M］. 长春：吉林科学技术出版社，2012.

［21］祝恒琛，谢成. 疾病预测学［M］. 上海：上海中医药大学出版社，2008.

［22］周支瑞，李博，张天嵩. 临床预测模型构建方法学［M］. 长沙：中南大学出版社，2021.

［23］胡月琴，邓斌菊. 社区健康管理技术［M］. 合肥：安徽大学出版社，2016.

［24］翟向阳. 健康教育学［M］. 重庆：重庆大学出版社，2018.

［25］宋钰. 健康教育与健康促进［M］. 沈阳：辽宁大学出版社，2010.

[26] 李长宁,李杰. 新媒体健康传播[M]. 北京:中国协和医科大学出版社,2019.

[27] 施永兴,陆庆荣,潘毅慧. 社区中医预防保健服务理论与实践[M]. 上海:复旦大学出版社,2015.

[28] 朱武. 社区中医药[M]. 北京:中国中医药出版社,2012.

[29] 刘雪梅,王泸生. 新媒体传播[M]. 广州:暨南大学出版社,2018.

[30] 范柏乃,蓝志勇. 公共管理研究与定量分析方法[M]. 北京:科学出版社,2008.

[31] 邓鑫. 中西医结合传染病学[M]. 长沙:湖南科学技术出版社,2017.

[32] 周华等. 中西医结合传染病防治[M]. 北京:人民卫生出版社,2015.

[33] 王春婷. 社会共治:推位让治的温州实践[M]. 北京:社会科学文献出版社,2015.

[34] HAKEN H. Synergetics:Introduction and Advanced Topics[M]. Berlin:Springer, 2004.

二、学术论文

[1] 龙海屹. 我国社区卫生服务影响因素的灰色关联分析[J]. 生产力研究,2021(03): 62-66.

[2] 王凌峰. 中国城市社区卫生服务发展研究[D]. 东北大学,2014.

[3] 刘晓燕,徐凌忠. 国外社区卫生服务发展模式的思考与启示[J]. 社区医学杂志,2014,12 (23):33-34.

[4] 李肖肖,杜雪平,刘伟竹. 社区卫生服务机构管理发展现状及未来展望[J]. 中华全科医师杂志,2012(01):28-29.

[5] 张安,施榕,汪铭涵. 上海市社区卫生服务发展回顾与展望[J]. 上海预防医学,2020,32 (06):451-455.

[6] 陈风华. 上海市社区卫生服务人力资源配置研究[D]. 上海交通大学,2010.

[7] 李长明. 关于当前医疗改革、社区卫生服务和全科医学建设的三点思考[J]. 中国全科医学,2014,17(01):1-2.

[8] 袁红,向燕萍,张丽华,等. 社区老年慢性病健康管理模式的探讨[J]. 公共卫生与预防医学,2011,22(01):127-128.

[9] 杜鹏,翟振武,陈卫. 中国人口老龄化百年发展趋势[J]. 人口研究,2005,(06):92-95.

[10] 郭岩,谢铮. 用一代人时间弥合差距——健康社会决定因素理论及其国际经验[J]. 北京大学学报(医学版),2009,41(02):125-128.

[11] 俞志新,吴校平. 我国现阶段社区卫生服务网络建设和管理模式的实践与探索[J]. 中国农村卫生事业管理,2011,31(02):122-124.

[12] 王凌峰,李兆友. 国外社区卫生服务管理模式的思考[J]. 中华全科医学,2013,11(09).

[13] 朱玉华,张光明. 社区医院文化建设的思考与实践[J]. 中国社区医师,2016,32(27): 196-197.

[14] 李娜. 我国城市社区医疗服务体系建设研究[D]. 山东师范大学,2018.

[15] 王凌峰,李兆友. 国外社区卫生服务管理模式的思考[J]. 中华全科医学,2013,11(09): 1461-1463+1495.

[16] 佘瑞芳. 我国医养结合养老模式的现状、问题及其对策研究[D]. 南昌大学,2014.

［17］张莉,康林,杨利娟,等. 县级医院实施分级诊疗机制探讨［J］. 中国医院管理,2015,35 (05):70-71.

［18］方少华. 全民医保背景下实现分级诊疗的路径研究［J］. 卫生经济研究,2014(01): 18-21.

［19］张玮. 开展家庭医生制服务的可行性分析与对策研究［J］. 中国全科医学,2011,14(19): 2136-2138.

［20］余澐,张天晔,刘红炜,等. 上海市社区家庭医生制服务模式的可行性探讨［J］. 中国初级卫生保健,2011,25(10):7-11.

［21］黄佳豪,孟昉."医养结合"养老模式的必要性、困境与对策［J］. 中国卫生政策研究, 2014,7(06):63-68.

［22］袁晓航."医养结合"机构养老模式创新研究［D］. 浙江大学,2013.

［23］付强. 促进分级诊疗模式建立的策略选择［J］. 中国卫生经济,2015,34(02):28-31.

［24］申曙光,张勃. 分级诊疗、基层首诊与基层医疗卫生机构建设［J］. 学海,2016(02): 48-57.

［25］何思长,赵大仁,张瑞华,等. 我国分级诊疗的实施现状与思考［J］. 现代医院管理,2015, 13(02):20-22.

［26］黄培,易利华. 基于分级诊疗的区域医联体实践与思考［J］. 中国卫生质量管理,2015,22 (04):102-104.

［27］张雷,顾民,王晓东,魏珂. 区域医疗联合体的发展策略研究［J］. 中国卫生质量管理, 2014,21(02):74-76.

［28］薛佳. 关于社区卫生服务需求与供给的关系分析［J］. 经济研究导刊,2017(22):105-106.

［29］戴红. 浅谈社区卫生服务影响因素［J］. 山西医药杂志(下半月刊),2008(06):560.

［30］申细花. 社区卫生服务需求调查与人才培养模式探索［J］. 卫生职业教育,2014,32(17): 112-114.

［31］郭耀辉,吴伟标,谢炳文,等. 社区卫生服务需求的调查研究［J］. 按摩与康复医学,2012, 3(07):224-225.

［32］钱晓岚. 国内外社区卫生服务供给模式研究及启示［J］. 经济与社会发展研究,2020 (09):240-241.

［33］王亦冬,张幸福,远航. 老年人社区健康管理的需求和供给研究［J］. 中国初级卫生保健, 2021,35(04):19-21.

［34］刘春宏,许亮文,李自明,等. 杭州市社区中医药服务现状调查分析［J］. 卫生经济研究, 2009(10):39-41.

［35］何晓阳. 杵针治疗偏头痛:中华中医药学会第八次外治学术会议［C］. 中国广西南宁,2012.

［36］申治富,余思奕,胡幼平. 杵针疗法的理论及临床运用［J］. 上海针灸杂志,2015,34(06): 575-578.

［37］黄茜. Z市社区中医药服务管理研究［D］. 西北农林科技大学,2022.

［38］张帅康,孙嘉玲,陈小勇,等. 关于三亚社区健康管理服务模式的现状调查——以海南省三亚市凤凰华庭社区为例［J］. 经济师,2020(04):27-28.

[39] 张杰,孙晓生.基于"治未病"思想的中医健康管理模式探讨[J].中医药管理杂志,2017,25(23):142-145.

[40] 黄蕊,李云峰,马慧玲,等.风险感知在慢性病领域的研究进展[J].循证护理,2021,7(16):2170-2176.

[41] 马亚楠,郭嘉,胡嘉晋,等.国外慢性病管理模式研究进展及启示[J].中国医科大学学报,2021,50(12):1134-1137.

[42] 张传政,赵列宾,仇晓春,等.我国社区慢性病管理10年文献研究[J].上海交通大学学报:医学版,2013,33(09):1292-1296.

[43] Jichitu, A. et al. Non-alcoholic fatty liver disease and cardiovascular comorbidities: Pathophysiological links, diagnosis, and therapeutic management. Diagnostics 11, (2021).

[44] 徐楠.对北京市社区糖尿病患者实施三级甲等医院——社区管理模式干预的远期效果随访观察[J].中国医疗管理科学,2021,(03):67-73.

[45] 王素英,张作森,孙文灿.医养结合的模式与路径——关于推进医疗卫生与养老服务相结合的调研报告[J].社会福利,2013(12):11-14.

[46] 杨冬琼.医养结合养老服务政策网络优化研究[D].电子科技大学,2021.

[47] 谢红.医养结合相关概念及政策分析[J].中国护理管理,2018,18(05):577-581.

[48] 朱勤皓.上海社区嵌入式养老服务发展研究——新形势下老龄工作的探索与创新[J].科学发展,2017(08):103-109.

[49] 公嬿嬿.上海综合为老服务中心运行机制研究[D].上海工程技术大学,2020.

[50] 郑少卿.英国社区养老模式对我国的启示[J].商场现代化,2012,(20):394-395.

[51] 陈驰.美国PACE社区养老模式在我国的引进、改良与实践[J].中国护理管理,2019,19(02):168-172.

[52] 成秋娴,冯泽永.美国PACE及其对我国社区医养结合的启示[J].医学与哲学(A),2015,36(09):78-80+88.

[53] 杨哲,王茂福.日本医养结合养老服务的实践及对我国的启示[J].社会保障研究,2021(01):93-102.

[54] 金华宝.发达国家互助养老的典型模式与经验借鉴[J].山东社会科学,2019(02):52-58.

[55] 谢呈嫡,熊婧侠,王艺霏,等.北京市海淀区医养结合试点发展现状及建议[J].中国经贸导刊(中),2020(04):128-130.

[56] 杭州市医养护一体化智慧医疗服务促进办法[J].杭州市人民政府公报,2015(04):9-11.

[57] 龙建军,王春宝,刘铨权,等.基于互联网+社区医养结合服务新模式的探索与展望[J].深圳中西医结合杂志,2020,30(22):178-181.

[58] 汪连新.医养康护一体化社区养老服务:理念、困境及借鉴[J].学习论坛,2019(04):83-88.

[59] 王瑞芳,马福敏,张幸娜,等.社区医养结合服务包构建的问题与对策——基于上海市普陀区的实证研究[J].中国初级卫生保健,2019,33(10):35-38.

[60] 聂日明.上海的"9073"养老模式[J].同舟共进,2018(04):8-10.

[61] 潘琴,何晓燕,沈新,等.上海市松江区医养结合医疗机构基本情况调查[J].中国公共卫生管理,2018,34(03):339-342.

[62] 王梦蝶.新媒体时代社区传播与社区文化建设策略[J].今传媒,2015,23(08):16-17.

[63] 吴德珍.健康社区中医药文化传播要素及模式研究[D].南京中医药大学,2015.

[64] 许艺凡,马冠生.新媒体在健康传播中的作用及评估[J].中国健康教育,2018,34(01):62-66.

[65] 郑杰滔,李莉.长春长生疫苗事件与山东疫苗事件网络舆情比较分析[J].中国公共卫生管理,2019,35(03):321-323+327.

[66] 穆建敏,郭慧岩.构建乡村卫生一体化管理的长效机制——以德州市雷集镇为例[J].山东农业工程学院学报,2020,37(3):6.

[67] 刘晨昕,王晓燕,齐韶涵,等.北京市H区村卫生室医疗卫生服务利用情况及其影响因素研究[J].中国初级卫生保健,2017,31(08):7-9.

[68] 袁秀伟.河南省农村卫生室开展基本公共卫生服务的现状与困境破解——基于216个村卫生室的实证研究[J].中国卫生事业管理,2016,33(09):648-650+716.

[69] 李晚莲,聂俊婷.农村基层医疗卫生绩效评价——基于湖南省50村的调查[J].江西社会科学,2015,35(06):198-203.

[70] 李云鹤.宁夏农村基层卫生院服务能力评价研究[D].宁夏医科大学,2018.

[71] 白列湖.协同论与管理协同理论[J].甘肃社会科学,2007(05):228-230.

[72] 李汉卿.协同治理理论探析[J].理论月刊,2014(01):138-142.

[73] 赵子聪.基于协同理论的产教融合工程人才培养模式建构与路径分析[D].浙江大学,2021.

[74] 方爱清,刘欢欢.公共卫生突发事件背景下社区多方协同共治模式再造[J].黑龙江人力资源和社会保障,2021(13):6-8.

[75] 孔令青."中西医协同"是中西医结合研究的一项重要内容[J].中西医结合研究,2016,8(02):104-106.

[76] 吴笑,魏奇锋,顾新.协同创新的协同度测度研究[J].软科学,2015,29(07):45-50.

后　记

　　笔者从事基层卫生工作及研究 20 余年,亲历了我国社区卫生服务的发展与变革。发展是永恒的主题,社区卫生服务的发展随着社会的发展、人民的需求的增加而不断丰富完善。城市社区卫生服务于 1997 年提出,至 2017 年健康中国战略确立,社区卫生服务功能由"治已病"进一步向"治未病"延伸。在历经 20 多年的发展变革中,家庭医生制、社区医养结合、健康管理模式、社区分级诊疗模式应运而生,全国各地都有非常成功的经验。鉴于此,笔者于工作之余进行了总结和分析,希冀本书对从事社区卫生服务相关人员有所获益。在撰写过程中,王岗、张静、潘红、罗昕、李连香、汪铭涵、常佩瑶参与查找相关资料、校对等工作,付出了辛勤的劳动,在此表示感谢。